Leben Lernen

Die Reihe »Leben Lernen« stellt auf wissenschaftlicher Grundlage Ansätze und Erfahrungen moderner Psychotherapien und Beratungsformen vor; sie wendet sich an die Fachleute aus den helfenden Berufen, an psychologisch Interessierte und an alle nach Lösung ihrer Probleme Suchenden

Alle Bücher aus der Reihe ›Leben Lernen‹ finden Sie unter:
www.klett-cotta.de/lebenlernen

Das Buch eröffnet einen neuen Blick auf die Zusammenhänge von Sucht, Trauer und Trauma. Die Autorin schöpft aus ihrem reichen Erfahrungsschatz in der Suchtarbeit, Trauerbegleitung und traumasensiblen Beratung. Sie verdeutlicht, wie Verlusterfahrungen oft zu Ohnmacht, Hilflosigkeit und Schuldgefühlen führen können. Viele Betroffene suchen im Suchtmittelkonsum einen Ausweg. In ihrem Buch gewährt uns Kerstin Zabel-Strzyz Einblicke in ihre Praxis und stellt effektive Methoden vor, um Betroffenen langfristig zu helfen. Sie erläutert theoretische Zusammenhänge und zeigt, wie Trauer als Lösungsweg und Sucht als Überlebensstrategie nach einem Trauma verstanden werden können.
Ein unverzichtbares Werk für alle, die sich mit den komplexen Verflechtungen von Sucht, Trauer und Trauma auseinandersetzen möchten.

Kerstin Zabel-Strzyz

Sucht – Trauer – Trauma

Praxisbuch für Beratung, Therapie und Begleitung

Klett-Cotta

Die digitalen Zusatzmaterialen haben wir zum Download auf www.klett-cotta.de bereitgestellt. Geben Sie im Suchfeld auf unserer Homepage den folgenden Such-Code ein: **OM89330**

MIX
Papier | Fördert gute Waldnutzung
FSC® C083411

Klett-Cotta
www.klett-cotta.de
J. G. Cotta'sche Buchhandlung Nachfolger GmbH
Rotebühlstr. 77, 70178 Stuttgart
Fragen zur Produktsicherheit: produktsicherheit@klett-cotta.de

Cover: Jutta Herden, Stuttgart
unter Verwendung einer Abbildung von Anna Pismenskova / Adobe Stock
Gesetzt von Eberl & Koesel Studio, Kempten
Gedruckt und gebunden von CPI – Clausen & Bosse, Leck
Lektorat: Dipl.-Psych. Mihrican Özdem, Landau
ISBN 978-3-608-89330-4
E-Book ISBN 978-3-608-12460-6
PDF-E-Book ISBN 978-3-608-20718-7

Bibliografische Information der Deutschen Nationalbibliothek
Die Deutsche Nationalbibliothek verzeichnet diese Publikation in der Deutschen Nationalbibliografie; detaillierte bibliografische Daten sind im Internet über http://dnb.d-nb.de abrufbar.

Inhalt

Einleitung

Neulich war ich auf einer Feier und da ist mir wieder diese Sache passiert. Ich ging mit einem Stück Himbeersahnetorte an einen der Stehtische. Dort stand bereits eine Frau, die sich für den Schokokuchen entschieden hatte und dazu ein Glas Rotwein trank. Nach ein bisschen Smalltalk fragte sie mich: »Und was arbeitest du denn so?« Da musste ich ein wenig nachdenken, ob ich jetzt erzähle, wo ich beruflich so unterwegs bin oder ob ich es grob umschreibe mit: »Ich bin Sozialpädagogin. Und was machst du so?« Gegenfragen sind oft nicht schlecht, um von sich abzulenken.

Aber ich entschied mich für die etwas genauere Version: »Ich bin systemische Therapeutin und Supervisorin, ich arbeite unter anderem in der Suchtberatung –«. Ich konnte nicht weiterreden, weil meinem Gegenüber fast das Glas Wein aus der Hand fiel. Ich musste kurz in mich hineinschmunzeln, denn diese Reaktionen kenne ich bereits von anderen Feiern. Dabei hatte ich ihr noch nicht erzählt, dass ich auch mit Frauen arbeite, die aufgrund von schweren traumatischen Gewalterlebnissen therapeutische Hilfe brauchen, und Supervision gebe, das heißt, ich coache unter anderem Ehrenamtliche, die Menschen im Sterbeprozess und in der Trauerzeit begleiten.

Während wir unsere Tortenstücke aßen, sagte sie zu mir: »Du hast bestimmt viel zu tun, denn Trinken hat wirklich überhandgenommen. Jeder postet doch irgendwelche Fotos, auf denen man mit einem Glas Wein oder Bier oder so zu sehen ist. Es gibt ja auch bei jedem Anlass Alkohol. Neulich gab meine Kollegin ihren Ausstand und hatte Sekt dabei, dann war ich mit meiner Tochter auf einer Kindergeburtstagsfeier und bekam erst einmal einen Aperol Spritz angeboten und dann eben abends im Garten, wenn man so gemütlich mit den Nachbarn zusammensitzt.« Sie holte kurz Luft und redete weiter:

»Aber weißt du, ich kenne da jemanden, der müsste wirklich mal zu dir in die Suchtberatung kommen. Der ist eindeutig süchtig. Was der so alles trinkt, und dann fährt der auch noch Auto. Ab wann, würdest du sagen, ist man eigentlich ein Alkoholiker?« Und ohne meine Antwort abzuwarten, fragte sie gleich weiter: »Sag mal, deine Arbeit muss doch sehr hart sein? Du hörst bestimmt den ganzen Tag schreckliche Geschichten. Wie hältst du das denn aus? Schaffen deine, wie nennst du die, Patienten oder, denn davon wegzukommen? Ich kannte mal einen, der hat nie wieder einen Schluck Alkohol getrunken, der meinte immer, wenn er je wieder ein Glas trinkt, dann ist er wieder total im Trinken drin. Dann muss er wieder ganz von vorne anfangen.« Sie schaute mich erwartungsvoll an.

Ich überlegte kurz, was ich darauf antworten sollte, und sagte zu ihr: »Ich mag meine Arbeit. Manchmal ist sie schwer, wenn das Leid oder die Tragik in den Vordergrund rücken. Oft macht sie wirklich Spaß, wenn Veränderung sichtbar wird und etwas in Bewegung kommt. Die Geschichten, die ich höre, belasten mich meistens nicht, denn es sind ja nicht meine eigenen Erfahrungen. Ich darf in meiner Arbeit Menschen dabei begleiten, Lösungen für ihre Probleme zu finden. Das ist doch großartig.«

Auf dem Heimweg ging mir durch den Kopf, wie oft ich diese Situation schon so oder so ähnlich erlebt hatte. Manchmal werde ich sogar gefragt, ob ich mitzähle, wer wie viel trinkt. Oder was ich denke, wer von den Anwesenden ein Alkohol- oder Drogenproblem hätte. Das ist schon seltsam, als so etwas wie eine moralische Instanz angesehen zu werden.

Aber immerhin war ich vielleicht die Einzige auf der Feier, die mal kurz innerlich ausrechnete, wie viel ich getrunken hatte und ab wann ich wieder gefahrlos Auto fahren könnte. Das ist wirklich mal etwas ganz Praktisches, was mir meine Arbeit gebracht hat und was hilfreich für Partys ist.

Für Neugierige: Zwei Gläser Wein à 0,125 Liter entsprechen 24 Gramm reinem Alkohol. Das in Bezug gesetzt zu meinem Körpergewicht und meinem Geschlecht komme ich auf 0,6 Promille. Mein Körper baut ungefähr 0,1 Promille pro Stunde ab (bei Männern ca. 0,15 Promille). Ein motorisiertes Fahrzeug führen darf man bis unter 0,5 Promille. Das heißt, nach zwei Stunden darf ich wieder Auto fahren. Im Anhang finden Sie einen Link zu einem Promillerechner.

Bei meiner Arbeit in der Suchtberatungsstelle stellen mir Betroffene und Zugehörige ebenfalls viele Fragen, allerdings mit dem Unterschied, dass sie nicht nur interessehalber fragen, sondern Hilfe von mir erwarten. Ein Beispiel:

> Ein Paar, Herr und Frau Nowak, kommt zu mir in die Beratungsstelle. Kaum angekommen, stellt der Mann mir direkt die Frage: »Ich bin doch kein Alkoholiker, oder? Was muss ich tun, damit ich mein Trinken wieder unter Kontrolle bekomme?« Seine Partnerin fordert mich daraufhin auf: »Können Sie ihm bitte sagen, dass er aufhören soll, zu trinken? Auf mich hört er ja nicht. Was können wir tun, dass er wieder so wird wie früher?«
> Ich überlege, wie ich denn dem Paar klarmache, dass sie von mir keine Ratschläge erhalten, sondern ich mit ihnen auf die Suche danach gehen werde, was das Problem hinter dem Trinken ist , wo es meistens auftritt und wo nicht. Was hat das Paar alles schon ausprobiert und was hat davon schon funktioniert?
> Also eigentlich bitte ich um Geduld, denn ich gebe nicht gerne schnelle Antworten, weil ich aus meiner Erfahrung weiß, dass sie zu selten hilfreich sind. Ich vertraue lieber auf die Macht der Fragen und des Zuhörens.

Fragen können Veränderungen bewirken und sie hinterlassen im besten Falle das Gefühl, verstanden worden zu sein. Liebe Professionelle, liebe Zugehörige, vielleicht überlegen Sie bitte einmal kurz, wann Sie das letzte Mal gespürt haben, dass Ihr Gegenüber Sie wirklich verstanden hat. Was hat es bei Ihnen bewirkt? Wie geht es Ihnen gerade, wenn Sie daran denken? Während ich das hier schreibe, atme ich gerade ganz tief durch. Wenn ich mich verstanden fühle, rutscht mein Atem gleich in den Bauch. Schönes Gefühl. Geht es Ihnen auch so?

Deshalb wird sich dieses Buch mit Fragen beschäftigen, die mich in den vielen Jahren meines Berufslebens begleitet haben.

Süchtiges Verhalten kann man aus diversen Blickwinkeln betrachten. Man kann sich über mögliche genetische Veranlagungen Gedanken machen, sich die gesellschaftlichen Umstände anschauen, über erlerntes Verhalten sinnieren usw. Darüber wird es in diesem Buch allerdings weniger gehen. Ich werde immer wieder in Beratungssequenzen eintauchen und Ihnen so meine Arbeit mit suchterkrankten Menschen vorstellen. Praxisnah zeige ich therapeutische Methoden und lasse Sie an meinen Erfahrungen teilhaben.

Gleich zu Anfang nehme ich Sie mit in ein erstes Beratungsgespräch mit Herrn und Frau Nowak. Sie dürfen gerne mit mir durch eine magische Brille schauen, um zu sehen, wer noch alles an »inneren Begleitern«, das sind die Gefühle der Personen, in diesem Raum Platz genommen hat und beachtet werden sollte. In Kapitel 2 und 3 geht es um die Frage, wie Sucht bzw. Abhängigkeit definiert werden, und ich stelle Ihnen ein interessantes Modell vor, das die Entstehung und Aufrechterhaltung einer Abhängigkeitserkrankung zu erklären versucht. Ich schaue auf die Vor- und Nachteile des Konsums und ebenso auf dessen Reduzierung, gebe einen Überblick, welche Funktionen der Suchtmittelkonsum zu erfüllen versucht, und laden Sie ein, einem Interview mit dem Suchtdruck beizuwohnen. In Kapitel 4 erkläre ich den therapeutischen Rahmen und zeige, was das Besondere am systemischen Ansatz ist und welche Haltung sich dahinter verbirgt.

In Kapitel 5 richte ich den Blick ganz intensiv auf die Trauerarbeit, die so wichtig ist, um mit Verlusten umgehen zu können. Dazu stelle ich Ihnen sechs Trauerfacetten vor, die einem bei Abschieden begegnen, sowie verschiedene Übungen, die hilfreich sein können, um den Trauerweg zu gehen. Die Verbindung zwischen Suchterkrankung und Trauerprozessen erläutere ich in Kapitel 6, denn das ist aus meiner Erfahrung ein Thema, das mehr Beachtung erhalten sollte. Dann werde ich im 7. Kapitel über die Funktion von Schuldgedanken schreiben, und ich gehe der Frage nach, wozu die Schuld da ist und welche guten Gründe es geben kann, dass sie noch eine Weile bleiben sollte. In Kapitel 8 gebe ich einen Einblick in die Traumaarbeit mit suchterkrankten Frauen. Ich erkläre die Auswirkungen von Traumata, den Umgang mit Traumafolgereaktionen und den daraus resultierenden Besonderheiten in der Beratung bzw. Therapie und gebe einen Einblick in die Arbeit mit inneren Anteilen. In Kapitel 9 lasse ich Zugehörige zu Wort kommen und zeige Möglichkeiten, wie man der oft erlebten Not und Hilflosigkeit begegnen kann. Und zum Schluss schaue ich auf die Grenzen meiner Arbeit und berichte Ihnen vom schönen Scheitern.

Die Grundidee meines Buches ist es, das Wissen, die Erfahrung und die achtsame Herangehensweise aus der Suchthilfe, der Trauerbegleitung und der Traumatherapie miteinander zu verbinden. Aber wie hängt nun die Sucht mit Trauer zusammen?

Ich habe in den vielen Jahren über meine verschiedenen Arbeitsbereiche Menschen kennenlernen dürfen, die lernen mussten, mit Verlust und Trauer umzugehen. Dabei war das, was sie trauern ließ, sehr unterschiedlich. Da war die Trauer um einen geliebten Menschen, der verstorben war; der Verlust eines Partners oder einer Partnerin durch Trennung oder Scheidung; das Hinnehmen-Müssen von Brüchen in Biografien durch gesellschaftliche Veränderungen oder das Abhandenkommen von Sicherheit und Schutz durch das Erleben von Gewalt und Vernachlässigung. Diese Erfahrungen von Verlusten ziehen oft Ohnmachtserleben, Hilflosigkeit oder Schuldgedanken nach sich, und das kann einen ganz und gar überwältigen. Viele meiner Klient*innen suchten im Suchtmittelkonsum einen Ausweg, alles dies leichter ertragen zu können.

Also einmal angenommen, der Suchtmittelkonsum wäre ein Lösungsversuch, mit Verlust umgehen zu können, zumindest für den Moment, um die Ohnmacht oder den Schmerz nicht länger aushalten zu müssen. Und dann bekommt die Sucht über die Zeit eine Eigendynamik und will nicht mehr loslassen. Und mal angenommen, Trauer, in all ihren Facetten, könnte auch eine Lösung sein, eine, die vielleicht auf längere Sicht heilsam wäre. Dann wäre es doch gut, sich die Erfahrungen von Expert*innen aus der Trauerarbeit näher anzuschauen und diese mit der Suchtarbeit in Verbindung zu bringen. Ich bin sehr dankbar, dass ich immer wieder Menschen um mich hatte, die ehrenamtlich oder professionell Trauerbegleitung anboten und mit denen ich mich dazu austauschen konnte.

Und welche Rolle spielen Traumata für die Sucht? Wenn suchterkrankte Frauen zu mir in die Suchtberatung kommen, fällt mir auf, dass fast alle von ihnen Traumata wie körperliche oder sexualisierte Gewalt erfahren haben. Die Betroffenen leiden häufig unter einer Traumafolgestörung, wie hohen Erregungszuständen, Schlafstörungen, Alpträumen, Flashbacks, Konzentrationsschwierigkeiten und dem Gefühl, wie weggeschaltet zu sein. Das Suchtmittel übernimmt dann die Funktion, schmerzhafte Erinnerungen für einen Moment zu vergessen, hohe innere Anspannungszustände auszuhalten, sich wieder beruhigen zu können und im Alltag zu funktionieren. Wenn man also davon ausgeht, dass in der Trauer das Suchtmittel ein möglicher Lösungsversuch sei, mit Verlusten umzugehen, dann könnte der Suchtmittelkonsum bei traumatisierten Frauen häufig eine Überlebenshilfe sein. Daher werde ich einen Überblick über traumasensibles Arbeiten in der Suchthilfe geben, Imaginationsübungen zur inneren Regulierung von Anspannung vorstellen und beides mit theoretischen Grundlagen verbinden.

Noch ein Wort zu Kapitel 9 »Arbeit mit den Zugehörigen«. Ich nenne alle Personen, die im Umfeld der Suchterkrankten leben »Zugehörige«, weil es eben nicht nur Angehörige sind, die eine Beratungsstelle oder eine psychotherapeutische Praxis aufsuchen, sondern auch Menschen, die sich aus Sorge, Freundschaft, Liebe oder aufgrund ihrer beruflichen Tätigkeit um suchterkrankte Menschen bemühen und sie unterstützen wollen. Zugehörige von suchterkrankten Menschen tragen viel Verantwortung und erleben sich häufig am Ende ihrer Kräfte. Ich wünsche mir, dass Zugehörige beim Lesen dieses Buchs den Mut finden, sich professionelle Hilfe zu holen, und einen Ort finden, wo sie sich gehört fühlen.

Ich gebe in diesem Buch Einblicke in meine Arbeit und betrachte das Zusammenwirken von Sucht, Trauer und Trauma näher. Dazu berichte ich von Erlebnissen einiger Klient*innen; deren Namen habe ich anonymisiert und die Geschichten verfremdet. Die Fallgeschichte von Herrn und Frau Nowak wird uns durch das Buch hinweg begleiten.

*Und Sie, liebe Lesende, lade ich ein, mit mir in meinen Beratungsraum einzutreten. Nehmen Sie ruhig Platz. Sie dürfen mir auf die Finger schauen, oder eher in meinen Kopf, denn was ich hier schreibe, sind meine Erfahrungen, mit denen ich oft gut gefahren bin, die heilsam für die Klient*innen waren und ihnen geholfen haben, die Sucht hinter sich zu lassen. Manchmal bin ich auch gescheitert, dann wollte ich zu viel oder war zu ungeduldig. Das Tempo von Veränderungen bestimmt nur mein Gegenüber.*

Ich habe in diesem Beratungsraum von den Menschen, die Hilfe bei mir suchten, viel gelernt über Ausdauer, Alltagsbewältigung, Durchhalten, Fürsorge und Demut. Dafür bin ich ihnen sehr dankbar.

Dankeschön

Dieses Buch entstand mit der Hilfe von mir wichtigen Menschen, die mich auf ganz unterschiedlichen Ebenen beim Schreiben begleiteten. Sie haben jedes Kapitel wertschätzend gegengelesen und mich mit ihrer achtsamen und nachvollziehbaren Kritik zum Nachdenken und Weiterschreiben angeregt. Ihre fachlichen Hinweise erlebte ich als äußerst wertvoll und unterstützend. Besonders motivierend fand ich, wenn sie diejenigen Textstellen hervorhoben, die sie bewegten, berührten oder einfach schmunzeln ließen. Wenn mir die Herausforderung, die das Schreiben mit sich brachte, zu groß erschien, bauten sie mich auf, indem sie mir versicherten, dass das, worüber ich schreibe, gelesen werden will. Daher danke ich besonders:

Prof. Dr. Katrin Girgensohn und Dr. Margarethe Herzog, Antje Muth, Maleika Grün, David Witzki und Debora van der Vecht-Goessmann, die mich mit ihren klugen und liebenswerten Rückmeldungen so sehr beim Schreiben unterstützt haben und mit mir ihr Fachwissen teilten.

Ein Dankeschön an Rudi und Katrin, Birgit und Olaf, die mir so wunderbare Orte zum Schreiben zur Verfügung stellten.

Ein Dank an all die, die immer wieder nachfragten, wie weit ich denn schon mit meinem Buch sei und mir neugierig bei meinen Überlegungen zuhörten und mich mit ihren Fragen weiter zum Schreiben animierten.

Vielen Dank an das tolle Verlagsteam, das mich mit großem Respekt begleitete und aus meinem Manuskript dieses Buch entstehen ließ.

Dank an Thaddeus und Lisa.

Dank an dich, Krize.

Zum Schluss danke ich den ratsuchenden Menschen, die den Weg in die Beratung bzw. in die Therapie finden. Ich achte Sie für ihren Mut und ihr Vertrauen, sich auf die Gespräche einzulassen und sich ihren Themen zu stellen. Ich habe hohen Respekt davor, dass Sie auf der

Suche nach einer ganz individuellen Lösung ihres Problems sich Ihren Ängsten stellen, Ihre Schuldgedanken betrachten, die Trauer einladen und sich Ihrer Würde bewusst werden und bleiben.

Vielen Dank!

KAPITEL 1

»Ich bin doch kein Alkoholiker, oder?« – Der erste Kontakt mit der Suchtberatungsstelle

»Ich kenne keine Alkoholiker. Ich kenne nur Leute, die ihre Suchtkompetenz einsetzen, um ihre Sehnsüchte zu befriedigen und einem Missverständnis unterliegen.« (Gunther Schmidt, 2002, S. 149)

Ich möchte das vorherige Beispiel mit dem Ehepaar Nowak aufnehmen, um Ihnen zu zeigen, wie ein erster Kontakt in der Beratungsstelle aussehen kann.

An einem ganz normalen Dienstag klingelte das Telefon. Ein Mann rief an und erkundigte sich, ob er einen Termin für eine Suchtberatung bekommen könne. Ich fragte ihn, ob es in dem Termin um ihn gehen solle oder um jemand anderen. Und er antwortete mir, dass es um ihn gehe. Er trinke zu viel Alkohol und müsse jetzt etwas ändern. Er fragte mich, wie denn so eine Beratung aussehe und was er mitbringen müsse. Ich antwortete ihm, dass er nichts weiter dabeihaben müsse, denn die Beratung sei kostenlos, und ich benötigte auch keine Krankenkassenkarte. Ich erklärte ihm, dass ich zu diesem Termin 45 Minuten Zeit für ihn hätte und wir dann zusammen schauen könnten, was ich für ihn tun könnte. Ich erwähnte auch, dass er, wenn er wolle, anonym bleiben dürfe. Das, meinte er, sei nicht nötig, und stellte sich als Herr Nowak (Name geändert) vor. Ich fragte ihn weiter, ob er das Gespräch lieber bei einer Frau oder einem Mann haben wolle. Das, so erklärte er mir, sei ihm egal. Weitere Fragen habe er nicht. Wir vereinbarten einen Termin bei mir innerhalb der nächsten 14 Tage.

Zu diesem Termin kam er nicht.

In der darauffolgenden Woche rief Herr Nowak erneut an, entschuldigte sich und bat um einen neuen Termin. Auch diesen bekam er innerhalb von 14 Tagen. Zu diesem erschien er und wurde von seiner Frau begleitet.

Als beide das Beratungszimmer betraten, sah ich zwei Menschen mir gegenüber Platz nehmen, die auf mich wirkten wie zwei Leute, denen ich jeden Tag im Ort begegnen könnte und die mir nicht auffallen würden, wenn wir an der Kasse im Supermarkt hintereinanderstehen würden. Unsere Kinder könnten auf die gleiche Schule gehen oder wir hätten uns im Sportverein begegnen können. Nichts an ihrem Äußeren würde mir im Alltag Anlass geben, zu denken, dass sie oder er an einer Sucht erkrankt sein könnte.

Herr Nowak sah müde aus, seine Schultern fielen nach vorne, sein Rücken war leicht gebeugt. Seine Blicke wichen meinen aus. Er schaute auf seine Hände, die im Schoß lagen. Frau Nowaks Augen wanderten von ihm zu mir, ihre Haare waren hochgesteckt, das Gesicht leicht geschminkt, die Jacke lag auf ihren Beinen, sie schien sich daran festhalten zu wollen.

1.1 Wer nimmt im Beratungsraum alles Platz? – Blick auf die inneren Begleiter

Bevor ich Ihnen, werte Professionelle und Zugehörige, von dem Gespräch mit dem Ehepaar Nowak erzähle, bitte ich Sie, sich vorzustellen, sie hätten eine magische Brille und könnten damit einen Blick in den Raum werfen, auf die Begleiter, die noch mit eingetreten sind. Diese Vorstellung ist wichtig, denn sie beeinflusst mein Vorgehen.

Die Begleiter von Herrn Nowak. Wenn ich zu Herrn Nowak schaute, sah ich mit ihm zusammen die Schuld, die Scham und, völlig verborgen, die Würde eintreten. Die *Schuld* nahm sich selbstsicher einen Stuhl, setzte sich ihm gegenüber und blickte ihm direkt in die Augen. Dann sagte sie sehr selbstbestimmt: »Du weißt schon, dass du deine Frau in diese Situation gebracht hast? Was glaubst du, wie peinlich es ihr sein muss, hier in diesem Raum zu sitzen. Jetzt ist euer Geheimnis gelüftet, dass du das Trinken nicht mehr unter Kontrolle hast. Und nur du bist dafür verantwortlich. Ich weiß das, ich bin deine Schuld. Und du glaubst doch nicht wirklich, dass nach diesem Gespräch hier alles wieder in Ordnung ist zwischen euch? Sie wird dir das nie verzeihen.«

Und bevor die Schuld weiterreden konnte, gesellte sich die *Scham* dazu. Die Scham war die Hüterin der Würde. Sie war bereit, die Würde unter allen Umständen zu beschützen. Die Würde verschwand hinter der Scham, verborgen wie unter einem Mantel.

Beide stellten sich hinter die Schuld und die Scham legte ihre rechte Hand auf deren Schulter. Sie fuhr fort, wo die Schuld aufgehört hatte: »Diese Beraterin wird dir jetzt bestimmt demonstrieren, was bei dir alles nicht in Ordnung ist. Sie wird dir sagen, dass du schwach bist, denn wenn dein Wille stark genug wäre, dann könntest du doch aufhören? Sie wird dir beweisen, wie erbärmlich du bist, und auf all die anderen verweisen, die in Maßen trinken können. Sie wird es dir nicht durchgehen lassen, wenn du dich wieder herausreden willst mit deinem Arbeitsstress oder deinem trinkenden Vater!«

Die *Würde* war unter dem Mantel der Scham klein und verletzlich. Sie blieb still.

Die Hände von Herrn Nowak umfassten jetzt die Armlehne, sein Atem war flach und seine Füße bewegten sich unruhig.

Die Begleiter von Frau Nowak. Frau Nowak kam ebenfalls nicht allein. Sie brachte die Angst und den Zweifel mit. Die *Angst* stand hinter ihr und legte die Hände auf ihren Nacken. Sie flüsterte ihr zu: »Jetzt wirst du es schwarz auf weiß zu hören bekommen, dass dein Mann ein Trinker ist. Du bist mit einem Alkoholiker verheiratet. Du weißt schon, was das heißt? Eure Ehe wird das nicht schaffen, seine Sucht wird immer wieder auftreten. Eure Kinder werden auch einen Knacks wegbekommen. Man hört das ja immer wieder, dass sich so etwas vererbt. Und wenn er seine Arbeit verliert, wie wollt ihr denn die Raten fürs Haus abbezahlen? Und was werden denn deine Freunde zu dir sagen, wenn sie das erfahren? Sie werden dich bestimmt unterstützen, aber was werden sie hinter deinem Rücken sagen? So was wie: ›Wir haben das schon immer gewusst?‹ Oder: ›Du mit deiner bestimmenden Art hast ihn ja quasi ins Trinken getrieben? Trenn dich am besten gleich von ihm, bevor er euch alle in den Ruin hineintreibt. Denn dahin führt es doch letztendlich immer.«

Und der *Zweifel* stellte sich ganz nah an die linke Seite der Frau, den Kopf schüttelnd und leise zischend: »Du glaubst doch nicht, dass dein Mann sich wirklich ändern wird? Er wird dir hier wieder was versprechen, was er nicht einhalten wird, das kennst du doch schon. Warum sollte diese Beraterin was erreichen, wo du schon alles versucht hast? Ob die wirklich kompetent ist? Wahrscheinlich hat die gar keine Ahnung, wovon du redest. Die hat bestimmt keinen Alkoholiker als Ehemann zu Hause. Die hat ihr Wissen doch nur aus Büchern. Ich glaube nicht, dass die deinem Mann mal klare Ansagen machen kann, dass das so nicht weitergeht.«

Frau Nowak hatte den Rücken durchgestreckt, ihr Körper wand sich von ihrem Mann weg und sie schaute mich erwartungsvoll an. Ihr Gesicht war verschlossen und fordernd.

Die Begleiter von beiden. In der Ecke auf der Erde saß die *Hoffnung*. Ich nickte ihr zu und bat ihr einen Stuhl an. Sie setzte sich zwischen das Paar, lächelte mich an und sagte: »Das wird schon. Es war höchste Zeit, dass beide sich Hilfe holen. Dieser Schritt ist gemacht. Wenn sie so mutig sein können, werden sie es schaffen.« Und im Türrahmen stand die *Trauer*. Sie sah verzweifelt aus und flüsterte in meine Richtung: »Ich glaube nicht, dass ich willkommen bin. Normalerweise darf ich nicht sein. Aber weil die Hoffnung eingetreten ist, habe ich mich auch getraut, dazuzukommen.« Auch ihr bot ich einen Platz an, sie entschied sich aber, an der Tür stehen zu bleiben.

Abbildung 1-1 zeigt alle Begleiter im Raum.

Ich sah mich also zwei Personen, sechs sichtbaren und einem verborgenen Begleiter gegenübersitzen – Herrn und Frau Nowak, der Schuld, der Scham mit der Würde, der Angst, dem Zweifel, der Hoffnung und der Trauer –, und begrüßte sie innerlich alle zusammen.

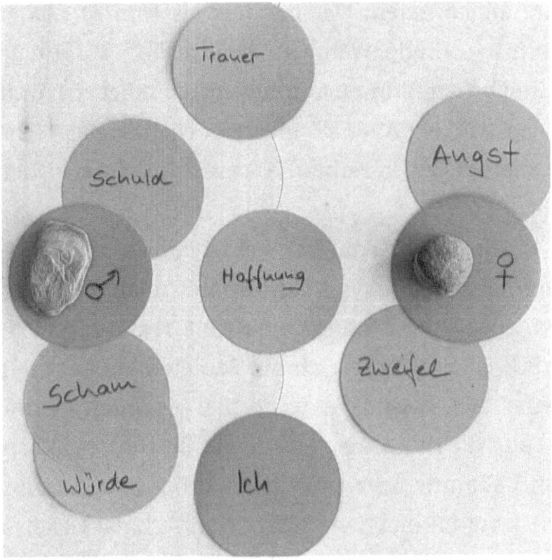

Abb. 1-1: Aufstellung einer Beratungssequenz mit den Klient*innen, mir und den inneren Begleitern

1.2 Wer hat welches Anliegen? – Klärung der Aufträge

Als Erstes teilte ich Frau und Herrn Nowak mit, dass ich der Schweigepflicht unterliege, das heißt, keine Inhalte über das Gespräch würden den Beratungsraum verlassen. Es würde noch nicht einmal jemand Auskunft darüber erhalten, dass sie die Beratungsstelle aufgesucht hatten (→ Anhang: Suchtberatungsstelle). Ich fragte sie, was ich denn für sie tun könne.

Er sah sie an und sagte: »Erzähl du!« Sie setzte sich ganz aufrecht hin und begann zu erzählen:

»Mein Mann trinkt schon seit ein paar Jahren. Am Anfang fand ich das nicht schlimm, das Feierabendbier trinken ja viele. Ich habe erst was gesagt, als er die dritte Flasche Bier am Abend öffnete, und das fast täglich. Ich hatte auch immer mehr das Gefühl, dass er schon eine Alkoholfahne hatte, wenn er von der Arbeit nach Hause kam. Wenn ich ihn darauf ansprach, wurde er unwirsch, beklagte sich, dass er noch nicht mal zu Hause seine Ruhe haben könnte, und zog sich in die Garage zurück. Er ist in der letzten Zeit so mürrisch geworden, ist kurz angebunden, will mit uns als Familie nichts unternehmen, ist immer müde. Wenn wir Streit haben, kommt er am nächsten Tag und bringt Blumen mit und entschuldigt sich und sagt, er wird weniger trinken. Aber ich merke doch, dass das nicht stimmt. Er trinkt heimlich. Ich habe die leeren Flaschen in der Garage gefunden.«

Dann übernahm er: »Ja, meine Frau hat recht, aber sie übertreibt auch. In den letzten Wochen ist es schon immer mehr mit dem Alkohol geworden, aber ich habe auch wirklich Stress auf Arbeit. Das Bier bringt mich wieder runter. Ich bin Bauleiter, da hat man nie Pause, aber in der letzten Zeit ist es unnormal geworden. Es gibt viel zu viel zu tun, und die Leute, die neu eingestellt wurden, haben keine Ahnung. Ich habe nur Ärger mit denen, und dann kommt auch noch der Druck vom Projektleiter dazu. Wenn ich nach Hause komme, bin ich fertig, da will ich meine Ruhe und nicht noch was machen. Und meine Frau tut jetzt so, als ob ich mich nicht um die Familie kümmere. Am Wochenende war ich auf ihren Wunsch bei den Schwiegereltern und habe den Carport gebaut. Und ich habe unseren Sohn zum Handballtraining gefahren. Was denn noch?«

Ich fragte beide, ob etwas passiert sei, dass sie gerade jetzt die Beratungsstelle aufsuchen. Frau Nowak antwortete: »Mein Mann hat den Führerschein verloren. Er wurde kontrolliert mit über einem Promille. Damit wurde sein Führerschein eingezogen.«

Ich wollte von ihm erfahren, um wie viel Uhr es denn war, als sie ihn kontrolliert hätten, und er entgegnete: »Früh, als ich zur Arbeit gefahren bin, so gegen 6.00 Uhr.« »Dann war das wohl Restalkohol?«, fragte ich. Er nickte und fuhr fort: »Dann hat meine Frau gesagt, dass ich mir hier bei Ihnen einen Termin holen solle oder sie würde mich verlassen. Deswegen sind wir hier.« Seine Frau hatte Tränen in den Augen und ich reichte ihr ein Taschentuch hinüber. Er versuchte, ihre Hand zu nehmen, doch sie wehrte ab.

Ich dankte beiden für ihre Offenheit und fragte, was sie denken, was ich denn für ihn und was ich für sie tun könne. Worauf er meinte: »Ich brauche ein paar Tipps, wie ich aufhören kann mit dem Trinken, damit ich meinen Führerschein wiederbekomme. Und ich würde gerne wissen, wie schlimm es denn um mich steht. Ich bin

doch nicht abhängig, oder was meinen Sie? Ich bin doch kein Alkoholiker?«
Und sie wünschte sich: »Machen Sie ihm klar, wie süchtig er schon ist. Er hört ja nicht auf mich, im Gegenteil, er wird immer öfter wütend, wenn ich ihn zur Rede stelle. Stellen Sie sich vor, er hat 'ne Fahne und lügt mir ins Gesicht, dass er nichts getrunken hat. Ich kann nicht mehr. Gibt's nicht irgendeine Therapie, die er machen kann?«

Er möchte von mir also schnelle Lösungsideen, wie er sein Trinken wieder so begrenzen kann, so dass es seine Frau nicht mehr stört und dass er seinen Führerschein wiederbekommt. Seine Frage, wie schlimm es denn um ihn stehe, impliziert, dass er von mir die Zusicherung haben möchte, dass er in meinen Augen kein »Alkoholiker« sei. Und seine Frau möchte mich als verbündete Expertin, die ihrem Mann hieb- und stichfest klarmacht, dass er ein Alkoholproblem hat und sofort damit aufhören muss, damit er nicht alles ruiniert. Sie erwartete von mir, dass ich ihn zurechtweise und ihr zustimme.

Ich schaute mich im Raum um und blickte der Schuld und der Scham ins Gesicht. Sie waren in dieser kurzen Zeit beide schon gewachsen. Herr Nowak wirkte noch angespannter als vorher. Und auch die Angst und der Zweifel waren geblieben. Frau Nowak konnte ihren Mann schon gar nicht mehr anschauen und blickte starr in meine Richtung.
Ich nickte der Hoffnung zu, betrachtete still die Trauer im Türrahmen und beschloss, erst einmal nicht auf die Wünsche der beiden einzugehen, sondern ihnen aus meinem Arbeitsalltag zu erzählen:
»Wissen Sie, ich mache diese Arbeit hier seit über 10 Jahren. Die meisten Menschen, denen ich gegenübersitze, sind zwischen 40 und 60 Jahre alt. Viele von ihnen haben eine Familie und einen Freundeskreis, gehen arbeiten und übernehmen Verantwortung. Oft sind es Menschen, die einen hohen Anspruch an sich und ihre Arbeit haben, die leistungsorientiert sind und einen Hang zur Perfektion besitzen.« Bei diesen Worten nickte Frau Nowak zustimmend und warf ein: »Mein Mann hat goldene Hände. Was er macht,

macht er zu 120 Prozent.« Ich fuhr fort: »Oft vergessen sie sich selbst, machen Überstunden, springen in Schichten ein, wenn Kolleg*innen krank werden, mit der Überzeugung, dass das doch normal sei und dass die anderen das doch auch machen müssten. Wenn ich diese Menschen dann frage, was sie denn für sich tun, werden sie oft leise und haben keine Idee davon, was ich meine. Urlaub ja, eine Woche wegfahren und dann zu Hause das Schlafzimmer renovieren. Gibt ja immer was zu tun.«

Ich schaute Herr Nowak an und fragte ihn, ob er sich wiedererkenne. Und auch er nickte: »Ja, ich arbeite zu viel, das weiß ich, aber das Haus muss auch noch abgezahlt werden, deswegen mache ich auch Überstunden und gehe noch bei Bekannten am Wochenende helfen.«

»Sie leisten ganz schön viel, ich weiß gar nicht, wie Sie das alles schaffen«, setzte ich nach. Und weil es ganz ruhig im Raum wurde, ergänzte ich noch: »Ich habe höchsten Respekt vor Ihnen beiden, dass Sie den Schritt in diese Beratungsstelle gemacht haben. Im Moment gestehen Sie sich ein, dass Sie ein Problem haben, welches Sie aus eigenem Antrieb nicht gelöst bekommen, und holen sich deshalb Hilfe. Das erfordert wirklich Mut.« Weiter kam ich erst einmal nicht, denn nun erzählten beide, wie schwierig der Schritt gewesen war, hier anzurufen. Er hatte sich sehr geschämt und befürchtet, dass ich ihm ins Gewissen reden würde und ihn zurechtweise, was er denn seiner Familie antue. Und sie sagte, dass sie Angst gehabt habe, irgendjemanden hier zu treffen, den sie kennen würden, denn noch sei das alles ein Geheimnis und das solle auch so bleiben.

Als ich mich jetzt im Raum umschaute, lächelte die Hoffnung mir offen ins Gesicht. Die Würde war sichtbar, die Scham hatte den Blick auf sie freigegeben. In diesem Moment setzte sich Herr Nowak aufrecht hin, seine Hände lagen entspannt auf den Armlehnen und seine Augen schauten von mir zu seiner Frau. Die Schuld sah neugierig zu, was weiter passieren würde; sie war noch unsicher, ob sie wachsen oder schrumpfen sollte. Die Angst fühlte sich gesehen und konnte entspannt neben der Ehefrau Platz nehmen, und der Zweifel blieb, wo er war, und hörte ruhig zu. Die Trauer im Türrahmen kam ein Stück näher zu uns und schaute auf das nasse Taschentuch. Frau Nowak atmete tief durch, Druck war spürbar abgefallen.

1.3 Wozu dient der Blick auf die inneren Begleiter? – Achtsamkeit im Beratungssetting

Wofür könnte es gut sein, diese magische Brille im Gespräch aufzusetzen und den Raum mit den anwesenden Begleitern zu füllen?

Wenn ich mir bewusst mache, dass die Scham anwesend ist, werde ich meine Worte behutsamer wählen. Es ist für die meisten Menschen beschämend, überhaupt den Weg in die Beratungsstelle zu nehmen. Oft braucht es, wie bei Herrn Nowak, zwei Anläufe, bis sie sich trauen, auch wirklich anzukommen, auf die Klingel zu drücken, einzutreten und ins Gespräch zu gehen.

Die Scham hat vielleicht mit Versagensängsten zu tun. Vielleicht ist es peinlich, sich einzugestehen, die Kontrolle über ein Suchtmittel verloren zu haben, obwohl tausend andere kein Problem damit haben, Alkohol in Maßen zu trinken. Außerdem wird normalerweise süchtiges Verhalten im Geheimen gelebt. Wenn Betroffene zu mir kommen, lüften sie dieses Geheimnis und wissen noch nicht, wie ich darauf reagieren werde. Viele sagen mir später, sie hätten erwartet, von mir zurechtgewiesen zu werden. Wenn die Scham spürt, dass die Würde massiv angegriffen wird, verstärkt sie deren Schutz. Das bedeutet für mich, dass ich einer Person gegenübersitze, die entweder in den Widerstand geht und sich verteidigt (z. B. »Ich sag jetzt gar nichts mehr!«) oder zusammenbricht und sich ergibt (z. B.: »Ich bin schuld, ich habe alles zerstört, ich bin ein schlechter Mensch, helfen Sie mir«).

Beides ist nicht hilfreich, um nach Lösungen für das Problem zu suchen. Wenn die Würde hervorkommt, dann kann es ein Miteinander für den Lösungsprozess geben. Wir begegnen uns sozusagen auf Augenhöhe.

Ebenso ist es wichtig, die Angst und die Zweifel der Partnerin oder des Partners ernst zu nehmen. Sie haben ihre Berechtigung, hier zu sein. Zugehörige erleben zum Teil täglich die Auswirkungen der Sucht.

Diese können sich über Jahre hinziehen und sich sogar verschlimmern. Die Angst ist häufig eine beständige Begleiterin von Zugehörigen.

Die Trauer gibt mir den Hinweis, dass es etwas gibt, was sehr verletzlich ist und behutsam behandelt werden will.

In dieser Atmosphäre wollte ich gerne auf die Fragen und Anliegen von Frau und Herrn Nowak eingehen. Jetzt war ich mir sicher, dass sie mir zuhören können.

Herr Nowak wollte von mir erfahren, ob er ein »Alkoholiker« sei. Ich sagte beiden, dass ich den Begriff Alkoholiker nicht benutze. Aus meiner Sicht wertet er Menschen ab, grenzt aus und stigmatisiert. Er bedroht die Würde und vergrößert damit die Scham bei Betroffenen, aber auch bei Zugehörigen, sich Hilfe zu holen, weil das Bild eines Alkoholikers verbunden ist mit sozialem Abstieg, Willensschwäche und Aggression. Ich spreche lieber von Menschen, die ein Suchtproblem haben oder süchtiges Verhalten zeigen.

Ob der Ehemann eine Sucht bzw. Abhängigkeit entwickelt hatte, wollte ich mit ihm in einem der nächsten Termine besprechen, wenn er allein zu mir kommen würde. Ich kündigte ihm ein Diagnoseverfahren an, das ich mit ihm durchführen könnte. Er könnte dann selbst entscheiden, inwieweit er mit seiner Frau darüber reden möchte. Ich sagte beiden, dass ich im Paargespräch auch bewusst nicht danach frage, wie viel Flaschen Alkohol pro Tag konsumiert werden. Die Wahrscheinlichkeit wäre hoch, dass Herr Nowak vor seiner Frau die Mengen runterspielen würde, einerseits, weil die Scham zu groß wäre, zuzugeben, dass er das Trinken nicht mehr unter Kontrolle hat, und andererseits weil er vielleicht seine Frau und seine Familie schützen wollen würde vor seiner Wahrheit.

1.4 Wie erklärt sich wer den problematischen Alkoholkonsum? – Arbeit mit Hypothesen

Was mich zu Beginn des Prozesses interessierte, war, welche Erklärungen beide für den problematischen Alkoholkonsum hatten. Also fragte ich: »Was vermuten Sie, aus welchen guten Gründen der

Alkohol in den letzten Jahren so eine Bedeutung bekommen hat?« Herr Nowak reagierte prompt: »Es gibt keine guten Gründe zum Trinken.« Woraufhin ich von Beschreibungen anderer Menschen berichtete, die durch das Trinken besser schlafen, abschalten und unangenehme Gefühle nicht mehr spüren müssen. Das würde ich erst einmal als gute Gründe ansehen. Und ich fragte Herr Nowak, ob er so etwas auch kenne.

Er dachte nach und antwortete: »Der Alkohol lässt mich abschalten von der Arbeit. Am Anfang konnte ich noch besser einschlafen, aber das funktioniert nicht mehr so gut. Ich verstehe das nicht. Andere trinken doch auch ihre zwei, drei Flaschen Bier und können dann aufhören. Warum fällt mir das so schwer?«

Ich antwortete: »Wenn ich das richtig verstehe, können Sie besser abschalten. Was genau meinen Sie?«

Herr Nowak: »Die Arbeit eben, die Probleme, die ich da habe, der Druck, den mir der Chef macht. Das kreist in meinem Kopf, wenn ich nach Hause komme. Dann will meine Familie auch noch was von mir. Ist ja klar, will ich ja auch, dass sie zu mir kommen. Aber es ist ganz schön viel alles.«

Ich: »Es ist alles ganz schön viel? Wie ist es dazu gekommen?«

Herr Nowak: »Keine Ahnung, zu viele Aufgabenbereiche eben, für die ich verantwortlich bin.«

Seine Frau schaute mich an. Ich nickte ihr zu und fragte, ob sie etwas ergänzen möchte.

Frau Nowak: »Es wurde schlimmer vor ca. acht Jahren, da hat sich sein bester Freund das Leben genommen. Seitdem trinkt er immer mehr.« Sie schaute ihn an und zögernd sprach sie weiter: »Du redest nicht darüber, schiebst alles auf die Arbeit. Aber ich glaube, das hängt dir immer noch nach.«

Ich schaute zu ihm und er hatte Tränen in den Augen, die er mit seinem Handrücken wegwischte.

Herr Nowak: »Das ist lange her, aber ja, das war ein Schlag. Damit hatte niemand gerechnet.«

Ich: »Wenn Sie weiter zu mir kommen möchten, könnte es neben dem Alkoholkonsum auch um den Tod ihres Freundes gehen?«

Herr Nowak: »Eigentlich will ich nicht darüber reden.«

Ich: »Wissen Sie, manchmal sind Verluste im Leben so gewaltig, dass sie uns fast erstarren lassen. Jede und jeder hat eine eigene Art, damit umzugehen und zu trauern. Da gibt es kein Richtig und kein Falsch. Manche stürzen sich in Arbeit, andere ziehen sich zurück, manche weinen, manche sind wütend. Manche fühlen sich so überwältigt, dass sie denken, es nicht aushalten zu können, weil es sie innerlich zerreißt, und dann betäuben sie sich. Auch eine Art, mit Verlust umzugehen. Wenn Ihr Alkoholproblem auch etwas mit dem Tod ihres Freundes zu tun hat, sollten wir uns der Trauer ein wenig nähern. Ich kann Ihnen über Trauer und ihre Facetten erzählen – wenn Sie möchten – und Sie dürfen mich immer stoppen, wenn es zu viel wird.«
Herr Nowak: »Erstmal nicht, aber ich denke darüber nach.«
Ich nickte und wendete mich an Frau Nowak. »Sie wollten noch wissen, was es für Therapien gibt?« (→Anhang: »Suchthilfesystem«). Sie winkte ab. Nein, meinte sie, das reiche für heute. Sie sei ganz überrascht, wie viel ihr Mann heute gesprochen habe. Das kenne sie sonst gar nicht von ihm.

1.5 Wie soll es weitergehen? – Vereinbarungen treffen

Ich schlug beiden vor, dass, wenn er denn wiederkommen möchte, ich in den nächsten Terminen mit ihm allein reden würde. Und dass ich mir vorstellen könne, danach wieder ein Paargespräch anzubieten, damit auch Frau Nowak an diesem Prozess teilhaben könne.
Ich bat ihn darum, dass er bis zum nächsten Termin bei mir so eine Art Trinkprotokoll führt. Ich gab ihm dafür das Arbeitsblatt »Ein gutes Vorhaben« mit (→Downloadmaterial). Er solle darauf jeden Tag die Mengen aufschreiben, die er trinkt. Und das nur für sich. Außerdem solle er notieren, in welcher Art und Weise er trinkt, ob er allein dabei ist oder in Gesellschaft, ob es einen bestimmten Anlass dafür gibt oder eher zur Alltagsroutine gehört und, und das war mir besonders wichtig, bat ich ihn darum, genau aufzuschreiben, wann er weniger trinkt als üblich. Es interessierte mich beson-

ders, in welcher Art, zu welchen Zeiten und unter welchen Umständen er es schafft, seinen Konsum geringer zu halten. Darüber würde ich mich gerne mit ihm austauschen. Ich bat seine Frau darum, seine Aufzeichnungen nicht anzusehen.
Ich erklärte Frau Nowak, dass Sucht immer eine Auswirkung habe auf das, was wir als »Familiensystem« bezeichnen, und dass sie viel mittrüge und aushielte. Manche Paare entwickelten einen Wettstreit darin, wer besser verstecken oder finden kann – je mehr die Person die leeren Flaschen versteckt, umso besser wird der Partner oder die Partnerin darin, diese zu finden. So ein Verhalten fördere nach meinem Erleben aber eher das Gefühl von Misstrauen als ein gutes Miteinander bei der Lösung des Problems.
Ich gab ihr als Hausaufgabe mit, sich ganz bewusst Dinge vorzunehmen, die ihr guttun und bei denen sie auftanken kann. Vielleicht würde sie sich mit einer Freundin oder einem Freund treffen wollen, der unterstützend für sie sein kann. Manche Paare drehten sich in ihrem kompletten Alltag um die Sucht und würden darüber vergessen, dass Sucht nur ein Teil ihres Erlebens ausmacht. Zugehörige spürten oft große Hilflosigkeit, die mit Angst, Sorge und auch Wut verbunden sei. Das würde maßgebend an ihren Kräften zehren, gerade dann, wenn Kinder noch zu versorgen seien.
Als letztes fragte ich das Ehepaar, wie sie denn heute aus der Beratung herausgehen würden. Mir war es wichtig zu erfahren, in welcher Verfassung beide waren und ob es noch ein Anliegen gebe, das sich beide vielleicht noch nicht getraut hätten zu sagen.
Er sagte, er würde gerne wiederkommen. Es habe ihm gutgetan, hier zu reden, und er sei optimistisch, den Alkohol in den Griff zu bekommen. Sie meinte, sie sei erleichtert, diesen Schritt gewagt zu haben. Sie sei immer noch skeptisch, ob ihr Mann wirklich was ändern möchte, aber sie habe wieder ein wenig Zuversicht gewonnen. Sie fragte, ob sie auch für sich allein hier eine Beratung bekomme. Es würde ihr auch guttun, über ihre Sorgen reden zu können. Ich bot ihr daraufhin einen Termin bei einer Kollegin an, den sie dankbar annahm.
Es hat sich bewährt, Betroffene und Zugehörige nicht zusammen zu beraten, sondern ihnen Gespräche bei einer eigenen Beraterin oder

einem eigenen Berater anzubieten. Ich würde von ihm und von ihren Erlebnissen oder Gedanken erfahren, von denen sie nicht möchten, dass es der Partner oder die Partnerin erfährt. Außerdem käme ich eventuell in Schwierigkeiten mit meinem Gedächtnis, was ich von wem gehört habe und was ich, aufgrund meiner Schweigepflicht, nicht weitertragen darf.
Beide verabschiedeten sich. Ich bedankte mich bei beiden für ihre Offenheit.
Die Trauer schaute mich mit großen Augen an. Sie verließ nah bei Herrn Nowak den Raum. Die Würde hatte die Scham wie einen Mantel über den Arm gelegt und ging hinterher. Die Schuld war kleiner geworden und folgte ihr. Die Hoffnung hatte sich dicht zu der Angst und dem Zweifel von Frau Nowak begeben. Das Ehepaar überlegte beim Hinausgehen, ob sie unten beim Bäcker noch einen Kaffee zusammen trinken wollten.

Diese sieben inneren Begleiter, die ich hier zusammen mit Herrn und Frau Nowak vorgestellt habe, werden in den folgenden Kapiteln zu Wort kommen. Ich möchte ihnen Raum geben und ihnen Gehör verschaffen. Was wird sich verändern, wenn man der Trauer zuhört? Was geschieht, wenn die Schuld bleiben darf und man ihre Funktion versteht und schätzt? Was benötigt die Scham, um die Würde hervortreten zu lassen? Wie begegnet man achtsam der Angst? Wofür dient der Zweifel? Und wie kann die Hoffnung als Kooperationspartnerin erhalten bleiben?

KAPITEL 2

Was ist eigentlich Sucht?

2.1 Definitionen von Sucht

Die Weltgesundheitsorganisation (WHO) definierte 1957 Sucht als einen »Zustand periodischer oder chronischer Vergiftung, hervorgerufen durch den wiederholten Gebrauch einer natürlichen oder synthetischen Droge [...]« (Caritas, 2019, o. S.). Weil das Wort »Sucht« so inflationär benutzt wurde, empfiehlt die WHO den Begriff durch den Begriff »Abhängigkeit« oder »Missbrauch« zu ersetzen.

Im noch gültigen ICD-10 – Internationale Klassifikation der Krankheiten und verwandter Gesundheitsprobleme – wird das Abhängigkeitssyndrom wie folgt definiert:

> »Eine Gruppe von Verhaltens-, kognitiven und körperlichen Phänomenen, die sich nach wiederholtem Substanzgebrauch entwickeln. Typischerweise besteht ein starker Wunsch, die Substanz einzunehmen, Schwierigkeiten, den Konsum zu kontrollieren, und anhaltender Substanzgebrauch trotz schädlicher Folgen. Dem Substanzgebrauch wird Vorrang vor anderen Aktivitäten und Verpflichtungen gegeben. Es entwickelt sich eine Toleranzerhöhung und manchmal ein körperliches Entzugssyndrom.« (Bundesinstitut für Arzneimittel und Medizinprodukte, 2024, o. S.)

Die Diagnose Abhängigkeitssyndrom wird gestellt, wenn mindestens drei der folgenden Kriterien im letzten Jahr gleichzeitig vorhanden waren (Dilling et al., 2015):

- Starkes Verlangen oder Zwang, Alkohol zu konsumieren
- Kontrollverlust über Beginn, Beendigung und Menge des Konsums

- Körperliches Entzugssyndrom
- Toleranzentwicklung
- Vernachlässigung anderer Interessen zugunsten des Alkoholkonsums
- Fortdauernder Konsum trotz schädlicher Folgen

Erfragen kann man diese Kriterien wie folgt (Bundeszentrale für Gesundheitliche Aufklärung, o. J., o. S.):

- »Spüren Sie häufig einen starken Drang, eine Art unbezwingbares Verlangen, Alkohol zu trinken?
- Kommt es vor, dass Sie nicht mehr aufhören können zu trinken, wenn Sie einmal begonnen haben?
- Trinken Sie manchmal morgens, um eine bestehende Übelkeit oder das Zittern (z. B. Ihrer Hände) zu lindern?
- Trinken Sie in den letzten Jahren zunehmend mehr Alkohol, um eine bestimmte (gewünschte) Wirkung zu erzielen?
- Ändern Sie Tagespläne, um Alkohol trinken zu können, bzw. richten Sie den Tag so ein, dass Sie regelmäßig Alkohol konsumieren können?
- Trinken Sie, obwohl Sie wissen, dass der Alkoholkonsum bereits zu schädlichen körperlichen, psychischen oder sozialen Folgen geführt hat?«

Ich verwende diese Fragen, um eine ambulante oder stationäre Rehabilitationsbehandlung für Abhängigkeitserkrankte bei der Rentenversicherung zu beantragen. Sie können außerdem hilfreich sein, wenn Klient*innen ihr Konsumverhalten bagatellisieren, die Auswirkungen der Sucht aber bereits sehr stark sichtbar und erlebbar sind.

Im DSM-5 (das von der American Psychiatric Association herausgegeben und hauptsächlich in den USA verwendet wird) unterscheidet man nicht mehr zwischen missbräuchlichem Konsum und Abhängigkeit, sondern beides wird unter dem Begriff Substanzgebrauchsstörung zusammengefasst. Diese kann in verschiedenen Schweregraden – von leicht über moderat bis schwer – auftreten.

Wie zu Beginn genannt, wird heute der Begriff Abhängigkeit dem

Begriff Sucht vorgezogen. Ich benutze trotzdem gerne das Wort Sucht. Es bedeutet von seinem Ursprung her Krankheit und leitet sich vom Wort »siechen« ab (Duden, o. J.). Hier steht das Leid der Betroffenen im Vordergrund, das Nicht-mehr-Können und das langsame Dahinscheiden. Es spricht das Mitgefühl an, den Wunsch, dem Gegenüber empathisch zu begegnen.

Und auch wenn es keine Sprachverwandtschaft zum Wort »suchen« gibt, finde ich, dass Sucht viel damit zu tun hat, auf der Suche zu sein. Die Suche nach mehr Lebensqualität, nach Sinnhaftigkeit oder nach Auswegen. Und dieses Suchen ist mit einer inneren Gewissheit verbunden, es nicht aus eigenen Kräften zu schaffen, sondern das Suchtmittel für die Erhöhung der eigenen Lebensqualität zu brauchen.

Als Herr Nowak eine Woche später wieder zu mir in die Beratung kam, begleitete mich die Frage, auf welcher Suche er wohl sein könnte. Was war ihm verloren gegangen? Woraus könnte sein Leid resultieren? Ich versuchte, meine Fragen erst einmal beiseitezuschieben und mich ganz und gar auf ihn einzulassen.

Als Herr Nowak eintrat, wirkte er ein wenig aufgeregt. Er nahm gerne das Glas Wasser, das ich ihm anbot, und setzte sich mir gegenüber aufrecht hin. Die Schuld trat ein, neben ihr die Würde, dieses Mal sichtbar, und die Scham lag wie ein fließendes Seidentuch um die Schultern der Würde. Sie nahmen neben ihm Platz, ohne ihn direkt konfrontieren zu wollen. Sie wirkten so, als ob sie das Geschehen vorerst abwarteten und beobachteten. Die Hoffnung und auch die Trauer waren mit in den Raum hineingekommen. Beide zogen sich einen Stuhl heran und setzten sich ebenfalls.

Ich fragte Herrn Nowak, wie es ihm seit unserem Gespräch ergangen sei, und er antwortete, dass er weniger Alkohol trinke und auch mit seiner Frau ein sehr entspanntes Gespräch gehabt habe. Mich interessierte, woran er denn gemerkt habe, dass dieses Gespräch sie beide entspannt habe.

Und er sagte: »Wir konnten mal wieder reden, ohne uns gegenseitig Vorwürfe zu machen. Wir haben zusammen überlegt, was wir am Wochenende gemeinsam unternehmen wollen. Wir sprachen auch über das Trinken. Es stört sie am meisten, dass ich hinter ihrem

Rücken trinke und es dann leugne. Ich werde versuchen, nicht mehr heimlich zu trinken. Mit zwei Bier am Abend ist sie erstmal einverstanden. Ich weiß nicht, ob ich das schaffen werde.«
Ich: »Das hört sich so an, als ob Sie beide erstmal einen Kompromiss geschlossen hätten und gemeinsam schauen, ob es funktioniert?«
Herr Nowak nickte.
Ich fragte ihn, worum es denn heute hier gehen sollte: »Was ist heute Ihr Anliegen?«
Er schaute mich erstaunt an und meinte: »Das müssen Sie doch wissen, was wir hier heute machen. Sie sind doch die Expertin.«

Diese Haltung begegnet mir oft in Beratungen. Indem Herr Nowak mich zur alleinigen Expertin machte, setzte er sich mit seinem Wissen und seinem eigenen Erfahrungsschatz herab. Es entstand ein Ungleichgewicht. Er erwartete, dass ich einen Plan habe, den er nur abarbeiten und erfüllen muss – und er würde sich dafür auch sehr anstrengen – und dann sei sein Problem gelöst. Denn ich als Expertin müsse ja wissen, was zu tun sei, um ihn aus seiner Sucht zu befreien. So oder so ähnlich könnten die Gedanken dazu sein.

*Wie geht es Ihnen dabei, geehrte Professionelle, wenn Sie das lesen? Sicher kennen Sie es aus Ihrer eigenen Arbeit, dass Klient*innen diese Haltung zeigen. Bleibt bei Ihnen auch ein seltsamer Beigeschmack zurück?*

Bei mir entstand eine innere Anspannung. Was für ein hoher Erwartungsdruck an mich: Das ultimative Wissen für den richtigen Weg zur Heilung liegt bei mir. Und auch bei ihm spürte ich diesen Druck. Denn er hatte Angst, zu scheitern, so motiviert er auch sein mochte – Angst, meine Ratschläge nicht befolgen zu können, zu schwach zu sein und es wieder nicht zu schaffen.

Daher war es mir wichtig, ihn als Experten für sich selbst zu gewinnen, so dass wir uns auf Augenhöhe begegnen konnten, sozusagen in Würde, und miteinander unser Wissen austauschen und zusammen auf die Suche gehen würden, nach einer ganz individuellen Lösung.

Ich bat ihn darum, noch einmal zu überlegen, ob es in der letzten Woche eine Frage gegeben hat, die ihn beschäftigt hat.
Und er meinte: »Ich will wirklich wissen, wie schlimm es um mich steht. Bin ich alkoholabhängig?«
Ich: »Welche Vermutung haben Sie selbst?«
Herr Nowak: »Ich bin mir unsicher, manchmal denke ich, ich trinke wirklich zu viel, gerade dann, wenn ich mir vornehme, es bleiben zu lassen. Und dann sehe ich mir dabei zu, wie ich doch wieder ein Bier aus dem Kasten nehme. Auf der anderen Seite trinke ich auf Arbeit keinen Tropfen Alkohol, erst auf der Heimfahrt. Wenn ich süchtig wäre, dann würde ich doch immerzu trinken?«
Ich: »Wie würde Ihre Frau auf diese Frage antworten, wenn Sie hier bei uns sitzen würde?« (→Kap. 10, Zirkuläres Fragen)
Herr Nowak: »Sie würde sagen, ich bin ein Alkoholiker und müsste für immer ganz und gar auf den Alkohol verzichten.«
Ich: »Und als letztes, was würden Ihre Eltern sagen, wenn Sie von unserem Gespräch wüssten?«
Herr Nowak: »Mein Vater ist tot, er hatte mit 60 Jahren einen Herzinfarkt, auch er hat viel getrunken. Mehr als ich. Er würde sagen: Das ist doch normal, wenn man abends mal sein Bierchen trinkt. Meine Mutter lebt noch, sie weiß von meinem Trinken nichts. Sie wäre richtig überrascht und würde mir Vorhaltungen machen, ob ich denn genauso enden wolle wie mein Vater.«
Ich: »Dann gibt es ja viele unterschiedliche Meinungen, ob Sie abhängig sind oder nicht. Ich könnte, wie ich Ihnen das letzte Mal schon vorgeschlagen habe, mit Ihnen die Kriterien durchgehen, anhand derer man erkennen kann, ob sich bereits eine Abhängigkeit entwickelt hat. Mal angenommen, das Ergebnis heißt: nicht abhängig. Was machen Sie dann damit?
Herr Nowak: »Sie meinen abhängig?«
Ich: »Nein, ich meine *nicht* abhängig.«
Herr Nowak: »Das Ergebnis würde ich meiner Frau zeigen, damit sie aufhört, mir ständig damit in den Ohren zu liegen.«
Ich: »Was vermuten Sie, wie sie darauf reagieren wird?«
Herr Nowak: »Sie würde denken, ich hätte bei dem Test falsche Angaben gemacht, meine Mengen runtergespielt.«

Ich: »Und wenn der Test das Ergebnis ›abhängig‹ zeigen würde? Was wäre dann anders?«
Herr Nowak: »Dann hätte meine Frau recht gehabt. Dann würde ich mich schlecht fühlen, wie ein Versager. Und ich würde das Ergebnis nicht glauben wollen, denn ich bin kein Trinker wie mein Vater.«
Ich: »Wozu könnte es dann hilfreich sein, diesen Test zu machen?«
Herr Nowak: »Ich will einfach Bescheid wissen, ich komme schon damit klar.«
Ich: »Egal wie das Ergebnis aussehen wird, wird es an Ihrem Alkoholkonsum etwas ändern?«
Herr Nowak: »Nein, wahrscheinlich wird das Ergebnis nichts ändern. Ich weiß doch schon, wenn ich ehrlich zu mir bin, dass ich zu viel trinke und es manchmal nicht mehr unter Kontrolle habe. Ja, ich würde auch ohne das Ergebnis weniger trinken wollen.«

Warum bin ich nicht dem Wunsch von Herrn Nowak nachgekommen, festzustellen, ob er abhängig ist oder nicht? Der Grund ist, dass er bereits einen Veränderungswunsch hatte. Das Diagnoseergebnis ›abhängig‹ oder ›nicht abhängig‹ hätte nicht den Effekt, ihn zur Veränderung zu motivieren, sondern würde eher einen Wettstreit unter dem Ehepaar anfeuern, wer von beiden recht hat, und im Ergebnis stünde Frau oder Herr Nowak als Verlierer da.

Weil ich nicht ganz überzeugt vom Nutzen des Tests für Herrn Nowak war, entschied ich mich, ihm erst einmal ein Modell vorzustellen, das aus meiner Sicht gut beschreibt, wie es zu einer Suchterkrankung kommen kann und wie sie sich aufrechterhält.

2.2 Modell zur Entstehung und Aufrechterhaltung der Sucht nach Klaus Mücke – Arbeit mit inneren Anteilen

Ich arbeite gerne mit dem Modell von Klaus Mücke (2007) zur Entstehung und Aufrechterhaltung der Sucht, das ich weiter unten genauer erläutere. Sein Modell basiert auf der Idee systemischer Teilemodelle. Sie wird auch Arbeit mit inneren Anteilen, Arbeit mit dem inneren Team oder Arbeit mit der inneren Familie genannt. Prägend für die

Arbeit mit inneren Anteilen waren und sind unter anderem die Ansätze von Richard C. Schwartz und Martha Sweezy (2024) mit ihrem Konzept der Internal Family Systems (IFS), Gunther Schmidt (2013) mit seinem Konzept der inneren Familie bzw. des inneren Parlaments oder Dagmar Kumbier (2013), die sich an verschiedenen Teilemodellen orientiert und diese weiterentwickelt hat.

Es wird in den Konzepten davon ausgegangen, dass alle Anteile wichtig und gleichwertig sind. So wie in einer Beratung alle Anwesenden allparteilich gesehen werden – das heißt, niemand wird bevorzugt oder abgewertet –, so wird auch allen inneren Anteilen allparteilich begegnet. Man kann belastende Anteile nicht loswerden oder wegschließen, denn sie erfüllen einen Sinn, sie haben eine Aufgabe für das gesamte System. Auch wenn bestimmte Handlungen einiger Anteile Leid auslösen, wie z. B. süchtiges Verhalten, Aggression oder Rückzug, werden diese Anteile trotzdem als wichtig erachtet. Es wird angenommen, dass jeder Anteil auf seine eigene Weise versucht, das Gesamtsystem zu unterstützen, auch wenn seine Auswirkungen manchmal schwer aushaltbar sind. Wenn z. B. ein Mensch mit einer Angsterkrankung nur mit Hilfe des Alkohols das Haus verlassen kann, ist der Alkoholkonsum erst einmal als anerkennungswerter Lösungsversuch anzusehen, um das Problem – nicht rausgehen zu können – zu lösen. Alle Anteile sind von daher unkündbar und im Beratungsraum willkommen.

Die Arbeit mit inneren Anteilen hilft uns dabei, einen Zugang zu immer wiederkehrenden Verhaltensmustern zu gewinnen. Aus komplexen Aussagen wie »Ich bin süchtig« wird dann »Ein Teil von mir ist süchtig«. Mit diesem Teil kann in Kontakt getreten werden, es kann befragt und ihm zugehört werden. Gleichzeitig schafft es eine gute Distanz, aus der man in eine Beobachter*innenrolle schlüpfen kann, um den Überblick über das große Ganze (oder auch das System) zu behalten.

Ich gehe auf die Arbeit mit inneren Anteilen genauer in Kapitel 8 ein.

Klaus Mücke (2007) beschreibt, dass in jedem von uns innere Anteile existieren – er nennt sie »Seiten«:

- Eine Seite ist die der *Loyalität*. Man fühlt sich verbunden mit anderen Menschen, ist Teil einer Gemeinschaft, wie Familie, Freund*innen, Kolleg*innen oder Nachbarschaft. Man investiert in diese Gemeinschaften, passt sich den jeweiligen Erfordernissen an und erhält als Gewinn soziale Anerkennung und Zugehörigkeit. Zu dieser Seite gehören unter anderem das Gewissen, Leistungsbereitschaft, Kontrolle und Selbstdisziplin.

- Eine andere Seite ist die der *Autonomie*. Sie schaut ausschließlich auf die eigenen bewussten und unbewussten Bedürfnisse und folgt vor allem der Erfüllung der Sehnsüchte und des Genusses. Sie steht für Unabhängigkeit, Durchsetzungsfähigkeit und Lustgewinn.
- Die dritte Seite ist das *bewusste Ich*, das den erwachsenen Anteil darstellt. Diese Instanz – oder auch »Chefin des inneren Systems«, wie ich sie lieber nenne – ist den anderen übergeordnet und repräsentiert die Gesamtheit des Systems. Sie übernimmt die Beobachterinnenrolle, gestaltet die Alltagsfunktionen und reguliert das Zusammenwirken der verschiedenen Anteile. Sie achtet darauf, dass möglichst alle Seiten ausgelebt werden können, indem sie die Unterschiedlichkeit und die Wichtigkeit der Seiten liebevoll würdigt und integriert sowie bei Ungleichgewichten regulierend eingreift. In einem intakten inneren System bekommen sowohl die loyale Seite als auch die autonome Seite genügend Aufmerksamkeit, es gibt ein Gleichgewicht zwischen ihnen mit einer funktionierenden Kooperation, in gegenseitiger Absprache und mit hoher Wertschätzung. Die innere Chefin hat beide gut im Blick (Mücke, 2007).

Abbildung 2-1 zeigt diese inneren Anteile eines Menschen.

Bei Menschen, die eine Sucht entwickeln, kommt es, so das Modell, zu einer Verschiebung in den Wertigkeiten der beiden Seiten. Die Seite der *Loyalität* verhält sich dominant gegenüber der Seite der Autonomie und wird zu einer Leistungsseite. Diese steht für Disziplin, Ordnung, Perfektion und hat einen hohen moralischen Anspruch vor allem an sich und auch an andere. Sie reagiert mit starken Schuldvorwürfen, wenn den Ansprüchen nicht Genüge geleistet wird.

Menschen mit einer Suchterkrankung tragen oft viel Verantwortung oder mussten diese in ihrer Vergangenheit tragen. Sie sagen häufig »Ich muss« oder »Das soll so sein«. Auch im Beispiel von Herrn Nowak zeigt sich diese ausgeprägte Leistungsseite. Er investiert vor allem in

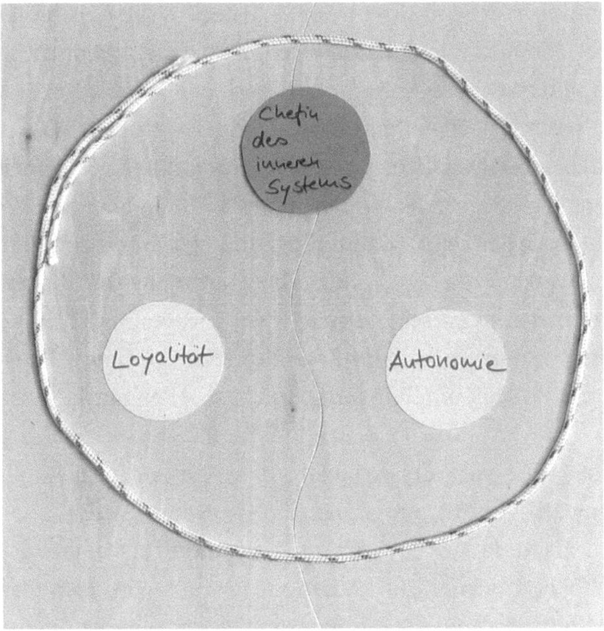

Abb. 2-1: Die inneren Anteile eines Menschen nach Mücke (2007). In der Beratung verwende ich solche Zettel zur Visualisierung der Anteile.

seine Arbeit, macht selbstverständlich Überstunden, arbeitet z.T. nach Feierabend für die Firma. Am Wochenende ist er mit seiner Arbeitskraft für die Familie da – um z.B. den Carport bei den Schwiegereltern zu bauen. Und immer mit der Überzeugung: Ich muss! Das macht man so! Wer soll es denn sonst tun?

Außerdem meldet sich die loyale Seite sehr schmerzhaft, wenn ein Verlust durch Trennung oder Tod von einer wichtigen Person zu beklagen ist. Dieser Schmerz wird als so groß und nicht aushaltbar erlebt, dass er betäubt werden muss. So wie Herr Nowak sich betäubte, weil er über den Verlust seines verstorbenen Freundes bisher nicht reden wollte oder konnte. »Das muss ich mit mir selbst ausmachen!« – war seine bisherige Haltung dazu.

Seine autonome Seite fühlt sich bei den vielen »Ich muss!«, »Das macht man so!«, »Das darf nicht sein!« nicht mehr gesehen. Sie fragt sich: »Wo bleibe ich? Was brauche ich gerade? Wo hat die Trauer ihren Platz? Wann darf ich sein?«

Wenn sie das laut fragt, wird sie von der Seite der Loyalität als egoistisch bezeichnet. Die Autonomie hat das Gefühl, mit ihren Bedürfnissen nicht mehr sein zu dürfen.

Die innere Chefin hat eigentlich die Aufgabe, zu beobachten, zu steuern und die unterschiedlichen Seiten zu integrieren. Bei einer Suchterkrankung legt sich der Fokus der inneren Chefin aber auf die Seite der Loyalität, sie geht eine Koalition ein und verschmilzt mit ihr. Es entsteht eine Wertung, die die Leistungsseite bevorzugt und die die Autonomieseite abwertet. Zwischen der Seite der Loyalität und der der Autonomie herrscht nun ein noch größerer Konflikt. Es fehlen Kooperation und Wertschätzung untereinander und von Seiten der inneren Chefin.

Die autonome Seite verspürt vor allem den Wunsch nach Ruhe. Wenn dieses Ungleichgewicht lange anhält, holt sich diese Seite aus der Not heraus den Alkohol (oder ein anderes Suchtmittel) als Unterstützung. Der Alkohol bewirkt, dass die loyale Seite betäubt wird. Damit ist sie nicht mehr dominant und die Aufmerksamkeit der inneren Chefin wird auf die autonome Seite gelenkt, die jetzt mit dieser Seite eine Koalition eingeht. Die autonome Seite kann nun vor allem das Bedürfnis nach Ruhe und Entspannung ausleben. Dann ist »alles egal«. Das ist dieser Zustand, in dem losgelassen wird von Verantwortung, dem Leistungsdruck und dem Perfektionismus.

Wenn die Wirkung des Suchtmittels wieder nachlässt, wacht die Seite der Loyalität aus ihrer Betäubung auf und macht der autonomen Seite Vorwürfe: »Wie kannst du dich nur so hängen lassen? Du solltest dich schämen! Denkst du denn gar nicht an die anderen?« Sie richtet sich auch vorwurfsvoll gegen die innere Chefin, wie: »Wie schwach bist du denn, dass du dieses Verhalten unterstützt. Da muss ich das wohl wieder übernehmen. Du schaffst das ja nicht.« Die Loyalität bekämpft die Autonomie und verlangt Disziplin und Ordnung. Die innere Chefin widmet sich erneut der Loyalitätsseite. Die Autonomie ist wieder in der Situation, nicht sein zu dürfen, und bekommt jetzt noch Abwertung und Schuldvorwürfe dazu. Sie benutzt wiederum das Suchtmittel, um das aushalten zu können. Der Kreislauf geht weiter, eine psychische Abhängigkeit entwickelt sich (Mücke, 2007). Abbildung 2-2 zeigt dieses Modell.

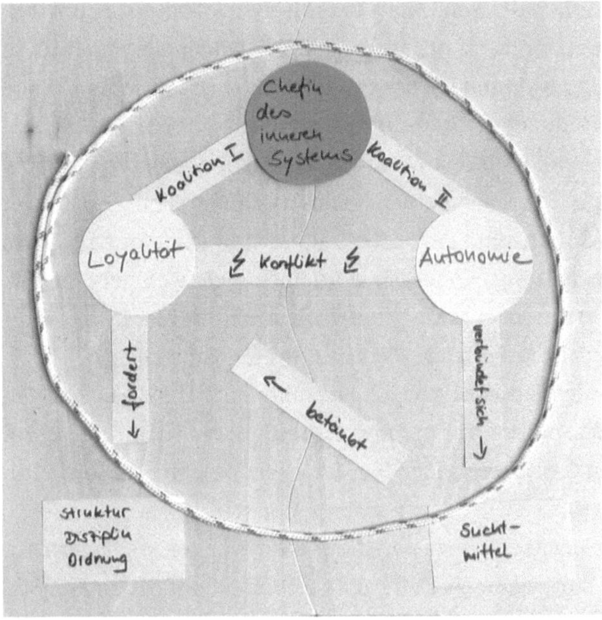

Abb. 2-2: Modell eines Lösungsversuchs des innerpsychischen Konflikts durch Gebrauch eines Suchtmittels

Während ich Herrn Nowak das Modell vorstellte, unterbrach er mich häufig: »Ja, genauso ist es.« Er erkannte sich wieder in seinem Perfektionismus und seinen hohen Ansprüchen. Er erzählte, dass er sogar in seinem Urlaub ansprechbar war für die Firma. Seit Monaten konnte er nicht mehr richtig schlafen, und es fiel ihm schwer, mit seiner Frau am Wochenende etwas zu planen. Eigentlich wollte er nur seine Ruhe haben. Er merkte, dass seine Kinder ihn oft nervten und er unwirsch auf sie reagierte. Wenn er was getrunken hatte, wurde er ruhiger, dann konnte er auch mit den beiden spielen, aber nicht so lange. Er sagte, früher sei er geduldiger gewesen, seine Konzentration habe ganz schön nachgelassen. Das merkten auch die Kinder. Er erzählte weiterhin, dass er es auch gut kenne, sich als schwach anzusehen. Er kenne diese Vorwürfe gegen sich, weil er es einfach nicht hinbekomme, mit dem Trinken aufzuhören.

Ich sagte zu ihm: »Schauen Sie mal bitte auf das Modell. Was glauben Sie, würde passieren, wenn Sie mit dem Alkoholkonsum aufhören würden, ohne an der Wertigkeit der beiden Seiten etwas zu ändern?« Und während ich das fragte, deckte ich mit meiner Hand den Zettel ab, auf dem »Suchtmittel« stand.

Er überlegte und meinte: »Wenn ich den Alkohol nicht mehr hätte, dann müsste ich an den beiden Seiten was ändern, oder?«‹, und er sah mich schmunzelnd an: »Oder andere Drogen nehmen?« Dann fuhr er ernsthaft fort: »Aber ich kann doch nicht weniger arbeiten. Und mein Arbeitgeber zahlt gut und die Arbeit ist hier in der Nähe, ich muss nicht, wie andere, zu weit entfernten Baustellen.«

Ich: »Wenn ich Sie richtig verstehe, sollte sich auf diesen beiden Seiten etwas ändern? Auf der loyalen Seite etwas zu ändern, ist im Moment für Sie schwer, sagen Sie? Könnten Sie etwas für Ihre autonome Seite tun?«

Und er antwortete: »Früher bin ich morgens vor der Arbeit gern mit dem Hund rausgegangen. Das war ein schöner Start in den Morgen. Ich mache das immer noch, einer muss das ja machen, aber ich habe eigentlich keine Zeit dafür.«

Ich: »Könnten Sie das wieder in ihren Tagesablauf integrieren, so dass Sie es auch genießen können?«

Herr Nowak nickte und in seinem Kopf entstand die Idee, sich am Morgen Zeit für sich zu nehmen und mit dem Hund eine entspannte Gassirunde zu gehen. 15 bis 20 Minuten könne er sich erlauben.

Im Sinne der Arbeit mit inneren Anteilen kann geschaut werden, wie die innere Chefin wieder in ihre regulierende und wohlwollende Position findet und nicht mehr mit den Anteilen verschmilzt. Wie kann sie wieder in ihre Beobachterinnenposition gehen und handlungsfähig bleiben? Es geht darum, die autonome Seite in ihrer Not zu verstehen, ihren Lösungsversuch, das Suchtmittel zu nutzen, um Ruhe zu finden, anzuerkennen und ihr wieder mehr Aufmerksamkeit zu geben. Die loyale Seite erhält ebenso Anerkennung für ihre Bemühungen, im Alltag zu funktionieren, und gleichzeitig sollte sie in ihrem hohen Leistungsanspruch durch die innere Chefin begrenzt werden.

2.3 Ein gutes Vorhaben

Im folgenden Gesprächfragte ich Herrn Nowak, wie viel er normalerweise an Alkohol zu sich nimmt. Ich hatte die Scham im Blick. Sie machte sich groß und verdeckte die Würde fast vollständig.

Ich: »Würden Sie mir sagen, wie viel Sie in der letzten Zeit getrunken haben? Sie wissen, ich habe eine Schweigepflicht, auch gegenüber Ihrer Frau. Von mir wird niemand etwas von diesem Gespräch erfahren. Es sei denn, Sie geben mir ausdrücklich Ihre Erlaubnis. Sie müssen mir aber auch noch nichts von Ihren Trinkmengen erzählen. Diese Entscheidung überlasse ich Ihnen.«

Herr Nowak: »Ich trinke viel mehr als noch vor zwei Jahren. Das hat sich ganz schleichend entwickelt. Es begann vor vielleicht 10 Jahren. Seit dem Tod meines Freundes wurde es mehr, aber vorher habe ich auch schon öfter über den Durst getrunken.«

Ich: »Was genau meinen Sie mit ›über den Durst getrunken‹?«

Herr Nowak: »Das sagt man doch so. Wenn ich mit den Nachbarn zusammensaß oder wir auf einer Feier waren, habe ich die Grenze nicht gezogen bekommen. Schon damals gab es Stress mit meiner Frau. Aber da habe ich noch nicht täglich getrunken.«

Ich: »Wann fing es an mit dem täglichen Trinken?«

Herr Nowak: »Vor ungefähr zwei Jahren fing es an, dass ich täglich getrunken habe, so drei Flaschen Bier am Tag, am Wochenende auch mal mehr, bis zu sechs. Heute sind vier bis sechs Flaschen am Tag bei mir fast normal, nicht immer.«

Ich: »Sind es auch manchmal mehr, so wie an dem Abend, bevor Sie von der Polizei kontrolliert wurden?«

Herr Nowak: »Ja, an dem Abend waren es bestimmt mehr. Ich habe keine Ahnung, wie viel es im Endeffekt wirklich waren.«

Ich: »Möchten Sie mir erzählen, was an dem Abend anders war?«

Herr Nowak: »Ja, das war ein blöder Tag, der begann schon total nervig, weil die Kaffeemaschine kaputtging. Und es war auch der Todestag meines Vaters. Das ist immer schwierig.«

Ich: »Was meinen Sie, gibt es einen Zusammenhang zwischen der Erinnerung an den Tod Ihres Freundes und Ihres Vaters und Ihrem Alkoholkonsum?«

Herr Nowak: »Vielleicht.«

Die Trauer hatte aufgehorcht. Sie blieb ruhig sitzen und hörte weiter zu. Die Scham wurde kleiner und zog sich etwas zurück. Die Würde atmete tief durch. Die Schuld rutschte unruhig auf ihrem Stuhl hin und her.

Und ehe ich auf sein »vielleicht« reagieren konnte, holte er das Arbeitsblatt »Ein gutes Vorhaben« heraus.

Ich fragte Herrn Nowak, ob wir zusammen das Arbeitsblatt durchgehen wollen, das er über die Woche geführt hatte. Bei diesem Arbeitsblatt werden nicht nur die Trinkmengen, die Anlässe und die Art und Weise des Konsums aufgeschrieben, sondern das Augenmerk darauf gerichtet, was bereits an Konsumreduzierung gelungen ist und was an diesen Tagen anders war als sonst, so dass das Ziel erreicht werden konnte. (Den systemischen Ansatz, den Fokus auf das Erreichte zu legen, beschreibe ich noch einmal genauer in Kap. 4.3.)

Herr Nowak erzählte, dass er seiner Frau den Zettel nicht gezeigt, aber mit ihr darüber geredet habe. Sie habe es gut gefunden, sagte er, dass er das so ernst nehme, und habe ihn nicht weiter bedrängt.

An drei Tagen in der Woche war es ihm gelungen, weniger zu trinken; anstelle der vier bis sechs Flaschen Bier waren es nur zwei gewesen. Mich interessierte hier vor allem, wie er das geschafft hatte. Er meinte, das habe vielleicht mit dem Gespräch mit seiner Frau zu tun. Aber genau wisse er es nicht. Und auf meine Nachfrage, dass er bitte noch einmal überlegen solle, was vielleicht an den Tagen anders war, was er anderes gemacht hatte, so dass es ihm gelungen war, weniger Alkohol zu trinken, meinte er, das sei einfach so gekommen.

Und er wollte mir erklären, was an den anderen Tagen so schwierig war. »Schauen Sie, am Donnerstag, da habe ich sogar mehr getrunken als sonst und auch wieder heimlich, da hatte ich besonders viel Stress auf der Baustelle.«

Ich: »Ich habe verstanden, dass der Donnerstag ein schwieriger Arbeitstag für Sie war.«

Herr Nowak nickte.

Ein gutes Vorhaben

Was ist Ihre übliche Trinkmenge? ______________ Was möchten Sie erreichen? ______________

z. B. täglich 4–6 Fl. Bier à 0,5 l oder ½ Fl. Wein/ Sekt/ … Abstinent leben / nur noch am Wochenende / alle drei Tage 2 Fl. Bier / ein Glas Wein / …

Wochentag	Wieviel und welche alkoholischen Getränke haben Sie tatsächlich zu sich genommen?	In welcher Art und Weise haben Sie den Alkohol getrunken (heimlich, in Gesellschaft, hektisch, genussvoll, …)?	Welchen Anlass gab es für den Alkoholkonsum? (Feierabend, Fest, allein sein, Stress, schlechte Gedanken, …)	Wie gelang es Ihnen, weniger zu trinken als üblich? Welche Erklärungen haben Sie dafür? Wenn Sie keine finden, denken Sie bitte noch einmal genau nach.
Montag				
Dienstag				
Mittwoch				
Donnerstag				
Freitag				
Samstag				
Sonntag				

Abb. 2-3: Arbeitsblatt »Ein gutes Vorhaben«

Ich: »Ich bin überzeugt davon, dass es Ihnen gerade mehr bringen wird, wenn wir eher darauf schauen, was Ihr Erfolgsrezept an den anderen drei Tagen war. Sehen Sie, wir sind es so gewohnt, auf unsere Defizite zu schauen, dass wir unsere Erfolge und wie wir dahingekommen sind ganz ausblenden. Ich möchte gerne, dass Sie Ihren Blick dafür schärfen, was gelungen ist und was Ihr Anteil daran war. Und daher bitte ich Sie darum, bis zu unserem nächsten Gespräch, das heißt, wenn Sie wiederkommen möchten, genau aufzuschreiben, was an den Tagen mit geringerem Konsum anders war.«
Er war einverstanden.
Zum Abschluss wollte ich von ihm wissen, ob seine Eingangsfrage beantwortet sei: »Bin ich denn abhängig?« Er überlegte und sagte: »Ich bin mir nicht sicher. Aber ich trinke zu viel. Das weiß ich eigentlich schon lange.«

Wenn ich in der Beratung nach Mengenangaben frage, dann betreibe ich damit keine Detektivarbeit. Ich frage nach normalen Konsummengen, also nach dem, was für die Klient*innen so üblich ist. Diese Angaben nehme ich einfach hin. Und ich frage anschließend, ob es Zeiten gab, an denen mehr konsumiert wurde und was an denen anders war. Bei Herrn Nowak waren es die besonderen Tage, die im Zusammenhang mit seinem verstorbenen Vater und seinem verstorbenen Freund standen. Und er erzählte, dass er mehr trinke, wenn er viel Stress auf Arbeit hat. Was könnte in diesem Zusammenhang sein hohes Verantwortungsgefühl mit seinem Stresspegel zu tun haben? Und ich frage vor allem nach Ausnahmen (→ Kap. 10), also nach den Tagen, an denen er bereits in der Lage war, weniger zu konsumieren. Denn wenn es ihm bereits teilweise gelang, seinen Konsum zu reduzieren, gab es Verhaltensweisen, die er weiter ausbauen könnte.

Bereits bevor die Klient*innen zu mir in die Beratung kommen, haben sie erste Schritte unternommen, ihr Konsumverhalten zu verändern. Allein beim Vorsatz, sich einen Beratungstermin zu holen, war die Suche nach einer Lösung bereits im Gange. Damit sind die ersten Schritte schon getan.

Bei einigen Klient*innen ist, meiner Vermutung nach, die Scham so groß, dass sie sich Mut antrinken müssen, um den Schritt in die Beratung zu gehen. Wenn ich frage, ob sie heute bereits Alkohol getrunken haben, kann es sein, dass sie mit Nein antworten. Dann reagiere ich eher gelassen, aber sage klar, dass ich den Alkoholgeruch wahrnehme. Wenn die Person bei ihrem Nein bleibt, lasse ich es stehen, ohne es weiter zu kommentieren oder darauf zu beharren. Ich frage stattdessen nach, was mein Gegenüber braucht, um mir von erneutem oder steigendem Konsum zu erzählen. Vielleicht gibt es einen Aspekt, den ich noch nicht berücksichtigt habe. Denn am Anfang des Prozesses erwarten oder eher befürchten die Klient*innen, dass ich sie maßregle oder ihnen vorwurfsvoll begegne. Darüber in Austausch zu gehen, ist wichtig. Denn die Frage ist doch, was mein Anteil daran ist, ob die Scham wächst oder ob sie zurückhaltend bleibt. Ich glaube nicht an widerständige Klient*innen, die die Therapie oder Beratung behindern. Ich denke, dass es meine Arbeit ist, Ratsuchenden einen sicheren Ort zu bieten, an dem sie sich öffnen und angstfrei erzählen können. Wenn also die Person mir nicht erzählen möchte, ob und wie viel sie wirklich konsumiert hat, liegt es eher daran, dass sie noch nicht dazu in der Lage ist. Vielleicht fehlt es noch an Vertrauen zu mir, vielleicht sind noch andere Fragen offen, die vorher beantwortet werden sollten, wie: »Was würde passieren, wenn ich Ihnen davon erzählen würde, dass ich rückfällig geworden bin?« Vielleicht benötigt es noch mehr Zeit, damit wir uns besser kennenlernen und die Person die Beratung als sicheren Ort erlebt.

KAPITEL 3

»Bei mir muss irgendetwas nicht normal sein, sonst würde ich doch einfach aufhören können!« – Das Verstehen von inneren Ambivalenzen

3.1 Warum kommen Menschen in Beratung oder Therapie?

Viele Menschen, die Suchtmittel konsumieren und bei denen sich dadurch ein Problem entwickelt, schaffen den Weg von dort allein heraus.

Liebe Lesende, vielleicht haben auch Sie es einmal geschafft, z. B. mit dem Rauchen aufzuhören. Haben Sie dafür therapeutische Hilfe in Anspruch genommen? Möglicherweise nicht. Aufgrund Ihrer eigenen Resilienz, also Ihrer Fähigkeit, schwierige Situationen aus eigener Kraft zu bestehen, haben Sie diesen Schritt geschafft. Und wenn Sie sich an andere Situationen erinnern wollen, die Sie vielleicht in eine Lebenskrise gebracht haben, dann überlegen Sie auch bitte hier, wie Sie das überstanden haben. Welche Stärken haben Sie, um mit Krisen umzugehen? Was war oder ist Ihre Lieblingsstrategie im Umgang mit Problemen, die Ihnen zu guten Lösungen verhalf?

Zu mir in die Beratung kommen vor allem Menschen, die es bisher nicht allein geschafft haben. Sie haben verschiedene Gründe dafür und kommen mit unterschiedlicher Motivation. Es gibt diejenigen, die

Hilfe möchten, weil ihr Leidensdruck groß ist und der Wunsch nach Veränderung ihnen den Mut gibt, sich in der Beratungsstelle Hilfe zu holen. Sie merken meist erst nach wiederholt erfolglosen Versuchen der Konsumreduzierung, dass sie Unterstützung benötigen, weil sie aus eigener Kraft den Schritt aus der Sucht nicht schaffen.

Es gibt auch die Menschen, die in der Beratungsstelle erscheinen, obwohl sie kein Problem bei sich sehen. Sie sind wie »Besucher«, die sich auf Wunsch eines anderen einen Termin holen. Sie sehen entweder die Menge und die Art ihres Konsums als absolut angemessen an oder, wenn nicht angemessen, dann gibt es (noch) keinen Veränderungsimpuls. Diese kommen, weil entweder der Partner oder die Partnerin, die Schule, die Eltern, das Jobcenter oder das Gericht es von ihnen verlangt oder mit Konsequenzen droht. Da diese Menschen erst einmal kein Problem mit einem Suchtmittel sehen, unterbreite ich ihnen das Angebot, an anderen Themen zu arbeiten.

Außerdem nutzen Zugehörige die Beratung, die, wie Frau Nowak, sich mit ihrer eigenen Hilflosigkeit konfrontiert sehen und auf Veränderung hoffen. Sie wünschen sich Unterstützung, um wieder handlungsfähiger zu werden.

Im Folgenden gebe ich einen kurzen Überblick, welche Themen oder Hintergründe Menschen zu mir in die Beratung mitbringen, die mit süchtigem Verhalten verwoben sind. Im weiteren Verlauf des Buches gehe ich dann weiterhin auf die ein oder andere Person und ihre Geschichte näher ein.

- Menschen mit Brüchen in der eigenen Biografie:
  - Herr A. wurde seiner Profihandballkarriere ausgebootet; er musste diese daraufhin frühzeitig beenden. Tatsächlich berate ich auffällig häufig ehemalige Leistungssportler*innen.
  - Herr Q. musste mit der Wendezeit seine berufliche Laufbahn als Professor für Marxismus-Leninismus aufgeben und büßte damit auch seine gesellschaftliche Stellung und Anerkennung ein.
  - Herrn R. wurde nach 30 Jahren Betriebszugehörigkeit gekündigt – zwei Jahre vor seiner Pensionierung. Er empfand es als Abwertung seiner Leistung und fühlte sich abgeschoben und entwertet.
  - Herr B. gestand sich nach 20 Jahren Ehe mit seiner Frau ein, dass

er homosexuell ist, und wollte seine Sexualität nicht länger in der Heimlichkeit leben.

- Menschen mit schweren traumatischen Erlebnissen (seelische, körperliche und/oder sexuelle Gewalterfahrungen, die Ohnmachtserleben und tiefe Erschütterungen auslösen):
  - Frau E. ist in lebensbedrohlichen Verhältnissen aufgewachsen, denen sie nicht entrinnen konnte (→ Kap. 8).
- Menschen mit nicht gelungenen Trauerprozessen:
  - Frau F. konnte den Tod ihrer Mutter nicht überwinden und quälte sich jahrelang mit Schuldvorwürfen.
  - Herr C. fühlte sich nach dem Tod seiner Ehefrau völlig überfordert mit der Erziehung seiner Kinder.
  - Herr H. versteinerte innerlich nach dem Tod seiner 12-jährigen Tochter.
  - Frau S. ertrug die Einsamkeit nach der Trennung von ihrer Partnerin nicht.
- Menschen mit hoher Loyalität zu einem süchtigen Elternteil oder zur Peergruppe:
  - Frau K. fühlte sich ihrem Vater nah und verbunden, wenn sie trank. Sie erlebte ihren abhängigen Vater in ihrer Kindheit nicht als Bedrohung, sondern als Schutz gegen die gewalttätige Mutter.
  - Der 16-jährige J. konsumierte Cannabis bereits morgens, bevor die Schule begann, um zur Peergruppe dazuzugehören. Der Konsum war hier Teil eines Gemeinschaftsrituals und diente der Identifikation mit der Gruppe.
- Menschen mit einschränkenden Glaubenssätzen (z. B.: »Nur wenn ich konsumiere, bin ich offener und schaffe es, auf Menschen zuzugehen«, »Ich bin dann erst wirklich kreativ und belastbar, wenn ich eine bestimmte Substanz zu mir nehme«):
  - Frau Z. nahm Amphetamine. Sie vertraute auf die leistungssteigernde Wirkung des Mittels, damit sie das Pensum ihres Medizinstudiums schafft.
  - Herr B. konsumierte auf Partys gerne MDMA, eine stimulierende Substanz, wie sie z. B. in Ecstasypillen enthalten ist. Er wollte gesprächsbereiter sein, mutiger auf Frauen zugehen können und sich entspannter fühlen.

- Menschen mit der Erfahrung, dass das Suchtmittel eine gewünschte Veränderung bringt:
  - Herr Nowak hatte unter anderem erlebt, besser schlafen zu können, besser abschalten und sich entspannen zu können.
  - Frau C. nahm aufgrund chronischer Rückenschmerzen über einen langen Zeitraum Opioide, um für eine Weile beschwerdefrei zu sein.

3.2 Das Abwägen von Problem und Lösung – der 4-Felder-Bogen

Um die Funktion des Suchtmittels besser zu verstehen, gebe ich meinen Klient*innen den 4-Felder-Bogen mit (→Downloadmaterial), den ich in Anlehnung an das Arbeitsblatt: »Kosten-Nutzen-Analyse« von Lieb (2009) erstellt habe (→Abb. 3-1). Mit Hilfe dieser Methode werden sowohl die Vor- und Nachteile des Problems als auch die Vor- und Nachteile der Lösung angeschaut. Abbildung 3-1 zeigt den von Herrn Nowak ausgefüllten 4-Felder-Bogen.

Im ersten Feld schreibt die Person, welchen Vorteil der Konsum mit sich bringt. Worin besteht der Gewinn, den man ganz persönlich davon hat, das Suchtmittel zu konsumieren? Im zweiten Feld werden die Nachteile des Konsums in den Fokus genommen. Hier wird der Leidensdruck sichtbar.

Und im unteren Teil links wird das Für der Lösungsideen betrachtet. Welchen Vorteil hat es, den Konsum zu verändern? Hier spiegelt sich die Veränderungsmotivation wider. Welchen Gewinn kann die Person tatsächlich davon haben, ihr bisheriges Konsumverhalten zu verändern? Und das rechte Feld, die Nachteile der Konsumveränderung, finde ich besonders aufschlussreich, weil es zu Tage fördert, welchen Preis die Person zahlen muss, wenn sie das Trinken einschränkt oder aufgibt. Gerade wenn Menschen mehrere gescheiterte Versuche hinter sich haben, liegt es vielleicht daran, dass sie dieser Seite der Veränderung zu wenig Bedeutung beigemessen haben.

4-Felder-Bogen

Vorteile des Konsums (Was könnten die guten Gründe für den Konsum sein?)	**Nachteile des Konsums** (Was ist der Preis für den Konsum?)
Problem	
Vorteile der Konsumveränderung? (Was ist Ihr Gewinn, wenn Sie den Konsum einschränken oder gar abstinent leben?)	**Nachteile der Konsumveränderung?** (Was ist der Preis dafür und was würden Sie vermissen?)
Lösung	

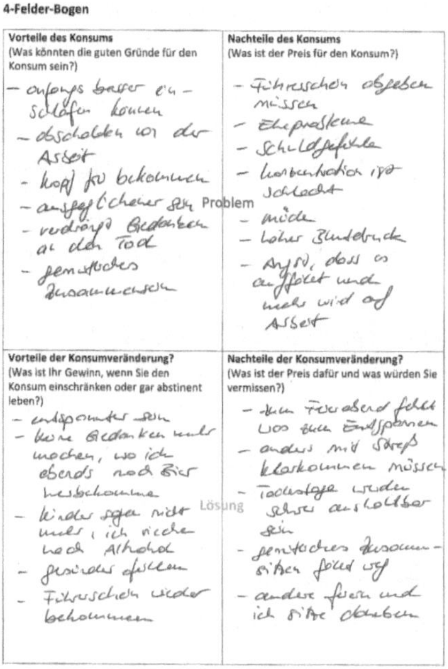

Abb. 3-1: Der ausgefüllte 4-Felder-Bogen, in Anlehnung an das Arbeitsblatt: »Kosten-Nutzen-Analyse« von Lieb (2009)

In einem der nächsten Gespräche hatte ich Herrn Nowak den 4-Felder-Bogen gegeben mit der Bitte, jedes dieser Felder zu Hause in Ruhe auszufüllen, auch immer dann, wenn ihm etwas einfiele, es nachzutragen.

In das Feld »Vorteile des Konsums« schrieb er: »anfangs besser schlafen, abschalten von Arbeit, Kopf frei bekommen, ausgeglichener sein, verdrängt Gedanken an den Tod, gemütliches Zusammensein«.

In das Feld »Nachteile des Konsums« hat Herr Nowak am meisten hineingeschrieben. Hier war zu lesen: »Verlust des Führerscheins, die Gefahr, dass die Ehe zerbricht, Schuldvorwürfe, Konzentrationsschwierigkeiten, nicht mehr so leistungsfähig zu sein, Bluthochdruck, ständige Angst, dass andere die Sucht bemerken, Angst, die Arbeit zu verlieren«.

In das Feld »Vorteile der Konsumveränderung« schrieb er: »entspannter sein; keine Gedanken mehr machen, wo ich abends den Bier herbekomme; Kinder sagen nicht mehr, ich rieche nach Alkohol; Führerschein wiederbekommen«.

In das Feld »Nachteile der Konsumveränderung« hatte er nichts eingetragen und sagte, es gebe keine Nachteile, den Alkohol zu reduzieren. Als er in der Sitzung länger nachdachte, füllte sich auch dieses Feld: »brauche eine andere Idee, mit dem Stress auf Arbeit klarzukommen, Todestage werden schwer auszuhalten sein, gemütliches Zusammensein fällt weg, andere feiern und ich sitze daneben, in schönem Moment mit meiner Frau kein Glas Wein mit ihr trinken können«.

Aufgrund dieses Bogens kamen Herr Nowak und ich sehr intensiv ins Gespräch, welche Veränderungen er sich vorstellen könnte, welche noch nicht, und was die Herausforderungen sein könnten.

Ich: »Wie geht es Ihnen damit, diesen ausgefüllten Bogen zu sehen?«

Herr Nowak: »Es ist ganz schön viel zusammengekommen, das hätte ich nicht gedacht.«

Ich: »Was hat sie am meisten überrascht?«

Herr Nowak: »Dass es so viele Gründe gibt, nicht abstinent zu leben. Das hat mich überrascht. Und genauso erstaunt war ich, dass es so viele Vorteile gibt, die der Alkohol so mit sich bringt.«

Ich: »Und was bewirkt diese Erkenntnis bei Ihnen?«

Herr Nowak: »Dass der Schritt in die Abstinenz im Moment noch viel zu groß ist, auch wenn mir das alle raten, denen ich davon erzählt habe. Das schaffe ich nicht. Ich werde versuchen, meinen reduzierten Alkoholkonsum mit zwei Flaschen pro Tag beizubehalten. Das wäre was, wenn ich das schaffe. Und ich brauche etwas, wie ich nach der Arbeit entspanne. Und es wäre gut, wenn wir im März, vor dem nächsten Todestag meines Freundes, das irgendwie hinbekommen, dass ich mich nicht betrinken muss.«

Nach diesem Gespräch ging Herr Nowak nachdenklich aus dem Raum. Die Würde legte die Scham sanft um ihre Schultern, die Schuld war erstaunlich geschrumpft und wurde von der Hoffnung an die Hand genommen. Und die Trauer legte vorsichtig ihre Hand auf den Rücken von Herrn Nowak und begleitete ihn hinaus.

3.3 Wenn der Suchtdruck zu Besuch kommt

Zum nächsten Gespräch kam Herr Nowak völlig frustriert zu mir. Ich fragte ihn, was denn passiert sei. Er antwortete: »Ich habe es nur an einem einzigen Tag geschafft, zwei Bier zu trinken! Das ist doch nichts. Ansonsten waren es wieder fast täglich sechs Flaschen. Dabei lief es die Wochen vorher doch so gut.« Er schüttelte den Kopf. »Meine Frau ist stinksauer und redet nicht mehr mit mir. Ich habe mir das vorgenommen, wirklich, ich wollte weniger trinken. Ich habe auch erst gar kein Bier im Haus gehabt. Aber dann war der Frust so groß, und ich konnte nicht anders, als nach der Arbeit zu Edeka ranzufahren und was zu kaufen. Und dann konnte ich die ganze Woche nicht aufhören. Gibt's nicht irgendeine Stelle im Gehirn, die man einfach rausoperieren könnte und dann wäre das weg mit der Sucht?«

Viele der Klient*innen kommen mit dem Bild, man müsste das Verlangen nach dem Alkohol einfach ausradieren, wegoperieren oder fortzaubern. Den starken Suchtdruck, auch Craving genannt, erleben viele Klient*innen wie Wellen, die über sie hereinbrechen, manchmal ohne Vorwarnung, manchmal mit nachvollziehbaren Gründen.

Ich halte nichts davon, etwas ausrotten oder bekämpfen zu wollen, was Teil von einem selbst geworden ist. Das wäre wie Krieg gegen sich selbst zu führen. Also geht es nicht um die Frage: Wie werde ich den Suchtdruck schnell wieder los? Sondern: Wozu kommt dieses Verlangen nach dem Suchtmittel gerade jetzt zu mir zu Besuch? Welche Botschaft bringt es mit? Fordere ich von mir gerade zu viel auf der Leistungsseite? Welche Bedürfnisse übersehe ich?

Ich stelle mir manchmal vor, der Suchtdruck sei ein Freund oder eine Freundin, die es gut mit mir meint und mit aller Kraft und Heftigkeit darauf hinweist, dass ich im Leben etwas sehr Entscheidendes nicht berücksichtige oder dass ich meine Gefühle und Bedürfnisse nicht ernst nehme. Vielleicht steht dahinter eine Botschaft, der Trauer endlich Raum und Zeit zu geben oder die Erwartungen an sich selbst zu hinterfragen. Vielleicht macht der Suchtdruck deutlich, dass Pausen nötig sind und dass Entspannung und Genuss zum Alltag dazugehören.

Jetzt höre ich Sie sagen: »Aber Alkohol ist doch nicht die Lösung, die Probleme verschwinden dadurch doch nicht.« Und ich denke: »Doch, im Moment ist das eine Lösung, vielleicht nicht die beste oder gesündeste, aber wer bin ich, das beurteilen zu wollen?« Und die Betroffenen wissen bereits, dass die Probleme nicht dadurch verschwinden, dass sie sie betäuben. Sie wissen auch, dass sie ihre Gesundheit schädigen, wenn sie weiterhin in diesen Mengen konsumieren.

Ich möchte mit den Klient*innen auf die gemeinsame Suche gehen, welche anderen Lösungen außer Konsum es noch gibt, ihre Lebensqualität zu verbessern und aus der Abhängigkeit herauszufinden. Dieser Weg ist ganz individuell. Und das möchte ich noch einmal betonen:

So vielfältig die Gründe für eine Sucht sind, so vielfältig sind auch die Wege, da wieder herauszukommen. Es gibt kein Lösungsschema für alle. Für jede einzelne Person braucht es einen ganz individuellen Weg. Das ist die Herausforderung für alle Beteiligten und auch für mich als Suchtberaterin.

Also bat ich Herrn Nowak, mir zu erzählen, was an dem Tag anders war, als es nur zwei Bier waren. Er holte sein Arbeitsblatt »Ein gutes Vorhaben« (→Kap. 2.3) aus der Jackentasche. »An dem Tag war ich morgens 30 Minuten mit dem Hund draußen. Das Wetter war gut, und ich dachte, ich probiere es einfach mal aus. Dafür bin ich eher aufgestanden, habe mir den Kaffee in einem Becher mitgenommen und bin über die Wiesen gelaufen.«

Ich: »Was hat das bei Ihnen bewirkt? Was war der Unterschied zu den anderen Tagesanfängen?«

Herr Nowak: »Es tat gut, draußen zu sein. Der Hund war gut gelaunt und hat mich damit angesteckt. Sonst kreisen meine Gedanken schon beim Frühstück um die Arbeit. An dem Tag war das anders. Ich habe eben mit dem Hund etwas gespielt und bin ansonsten einfach nur spazieren gegangen.«

Ich: »Was war noch anders an diesem Tag?

Herr Nowak: »Am Nachmittag habe ich einen Kollegen gefragt, ob ich mal irgendwann nach Feierabend mit ihm reden könnte. Von ihm weiß ich, dass er keinen Schluck Alkohol mehr anrührt, weil er, wie ich, zu viel getrunken hatte. Ich will wissen, wie er das geschafft hat. Wir haben uns zum Reden für nächste Woche nach der Arbeit verabredet. Am Abend, als ich das hier aufgeschrieben habe, merkte ich erst, dass es nur zwei Bier waren.«

Ich: »Es gibt also mindesten zwei Dinge an diesem Tag, die einen Unterschied zu den anderen Tagen gemacht haben? Nämlich die Runde mit dem Hund und ein Gespräch? (Er nickt) Und dass Sie an diesem Tag anstelle von sechs zwei Bier getrunken haben, könnte vielleicht damit zusammenhängen?«

Herr Nowak: »Ja.«

Ich: »Können Sie sich vorstellen, die Hunderunde auch in dieser Woche fortzusetzen und zu schauen, wie es Ihnen geht? (Er nickt) Und ich bin gespannt auf das Gespräch mit ihrem Kollegen. Was glauben Sie, wofür könnte dieses Gespräch für Sie gut sein?«

Herr Nowak: »Ich denke manchmal, bei mir muss doch irgendwas nicht in Ordnung sein, sonst könnte ich doch einfach aufhören. Ich will wissen, wie er das geschafft hat. Ich bin mir auch sicher, er kann die Klappe halten und erzählt es nicht rum. Und ich muss mal jemand anderen haben, mit dem ich darüber reden kann. Mit meiner Frau geht das nicht. Wenn ich ihr sage, ich habe Suchtdruck, bekommt sie Panik. Sie versteht das nicht. Mit Ihnen zu reden ist schon anders. Ich habe das Gefühl, dass ich hier ehrlich sein kann. Jedenfalls fällt es mir leicht, das alles zu erzählen. Und auch bei meinem Kollegen hoffe ich, dass der mich versteht und er mir helfen kann.«

Ich: »Und was glauben Sie, aus welchem guten Grund kam der Suchtdruck Sie in der letzten Woche oft zu Besuch?«

Er musste lachen, denn die Vorstellung, dass der Suchtdruck ein Eigenleben haben könnte, ist schon was Besonderes. Er meinte, er hätte keine Idee.

Ich war da etwas hartnäckig, denn ich mochte meine Fragen und dachte, dass es sich absolut lohnen würde, darüber etwas länger nachzudenken. Ich fragte ihn, ob er Lust auf ein Spiel habe. Ich würde gerne mal den Suchtdruck interviewen. Dafür müsste Herr Nowak eine Zeitlang die Rollen tauschen, er würde, wenn er sich auf den anderen Stuhl setzt, zu seinem eigenen Suchtdruck werden. Ob er sich das vorstellen könnte? Er wirkte irritiert, willigte aber ein.

Bedrückendes oder Frustrierendes zu externalisieren, bietet die Möglichkeit, Leichtigkeit in die Beratung zu bringen. Die Vorstellung, dem Suchtdruck nicht ausgeliefert zu sein, sondern ihn befragen zu können, ihn mir sogar als Person vorzustellen, bringt häufig neue Blickwinkel für das, was noch nicht betrachtet worden ist oder noch nicht gedacht werden durfte.

Diese Art der Rollenspiele mache ich häufiger und die Klient*innen sind meistens bereit, mitzumachen. Warum auch nicht? Wir sind unter uns und es geht ja um nichts. Im besten Falle gibt es die ein oder andere Erkenntnis und es macht vielleicht sogar Spaß.

Ich fragte Herrn Nowak, bevor es losging, wie ich den Suchtdruck ansprechen sollte. Männlich? Weiblich? Divers? Gibt's einen Namen? Herr Nowak sagte: »Dieses Verlangen ist männlich und wir können es Zuquatscher nennen. Der kann echt penetrant sein.«
Ich: »Also Herr Zuquatscher? Richtig?«
Herr Nowak stimmte mir zu und setzte sich auf den anderen Stuhl. Ich bat ihn darum, ganz und gar in seiner Rolle zu bleiben. Er war jetzt nicht mehr Herr Nowak, sondern für diese kurze Zeit des Rollenspiels der Suchtdruck Herr Zuquatscher. Es fiel mir zunächst schwer, ernst zu bleiben, weil ich den Namen sehr lustig fand.
Ich schaute sicherheitshalber nochmal in den Raum und nahm Scham, Schuld, Trauer, Hoffnung und Würde in den Blick. Alle begaben sich auf die Zuschauer*innenbank und waren gespannt auf die Vorstellung. Sehr schön, dann konnten wir beginnen.
Ich: »Sehr geehrter Herr Zuquatscher, ich freue mich sehr, dass Sie sich zu diesem Interview bereit erklärt haben. Sie sind ja der Suchtdruck von Herrn Nowak. Wie lange leben Sie schon treu an seiner Seite?
Herr Nowak: »Na bestimmt seit 18 Jahren.«
Ich: »Das ist eine lange Zeit. Was macht es für Sie so attraktiv, dort zu bleiben? Und wodurch fühlen Sie sich von Herrn Nowak eingeladen?
Herr Nowak: »Herr Nowak sieht den Alkohol immer wieder gern als einzigen Ausweg, wenn ihm alles über den Kopf wächst. Außerdem sehnt er sich nach einem gemütlichen Feierabend. Herr Nowak will

mir manchmal zuhören und manchmal nicht. Nach seiner Arbeit will er sein Bier trinken. Dann ist es für mich sehr einfach. Während der Arbeit hat er zu tun, dann schiebt er mich beiseite, aber ich warte, bis er Pause macht, und dann komme ich wieder.

Ich: »Was glauben Sie, Herr Zuquatscher, auf einer Skala von 1 bis 10, wobei 10 ganz mächtig bedeutet, wie groß ist im Moment ihr Einfluss auf Herrn Nowak?

Herr Nowak (nach kurzem Überlegen): »Letzte Woche war ich bei 9. Da hatte ich ihn voll im Griff.«

Ich: »Wie haben Sie das geschafft?«

Herr Nowak: »Ich habe ihn zugequatscht, ihm gesagt, dass er den Alkohol braucht, dass er viel zu fertig ist, dass er sich das nach diesem stressigen Tag wirklich verdient hat. Ich habe gesagt, er schafft es ja doch nicht ohne mich und ein paar Bierchen.«

Ich: »Das klingt ganz schön beeindruckend. Sie kennen ihn gut. Was macht Herr Nowak dafür, dass Sie lauter werden dürfen?«

Herr Nowak: »Er überarbeitet sich total, ist nur am Rummeckern, kritisiert sich und andere, macht sich selbst runter.«

Ich: »Also, wenn er sich überarbeitet und sich selbst abwertet, dann lädt er Sie ein und Sie können ordentlich loslegen?«

Er nickte.

Ich: »Wann noch?«

Herr Nowak: »Er fühlt sich auch immer so für alle verantwortlich, will sich um alles kümmern, auch bei seinen Freunden, gibt nichts aus der Hand.«

Ich: »War Ihr Einfluss auch schon mal bei einer 9,5?«

Herr Nowak: »Ja, immer an den Todestagen. Die hasst er. Da wird mein Einfluss auf ihn riesig. Den Schmerz hält er nicht aus.«

Ich: »Wie erklären Sie sich das?«

Herr Nowak: »Er fühlt sich schuldig, hat ein schlechtes Gewissen.«

Ich: »Was muss passieren, dass Sie auf 10 klettern?«

Herr Nowak: »Mieser Tag für Herrn Nowak, seine Frau verlässt ihn, er verliert seine Arbeit.«

Ich: »Ich hoffe, ich kränke Sie jetzt nicht mit meiner Frage, aber gab es auch Zeiten, in denen Sie weniger Einfluss auf ihn hatten?«

Herr Nowak: »Ja, als seine zweite Tochter geboren wurde vor neun

Jahren, hat er für ein Jahr nichts getrunken. Da wollte er mich nicht haben. Da war er glücklich.«

Ich: »Was müsste passieren, damit Ihr Einfluss heute kleiner wird?

Herr Nowak: »Wenn er Zeit mit seiner Familie verbringt, trinkt er weniger. Im Urlaub zum Beispiel. Und wenn er nur eine Baustelle zu betreuen hätte, würde ihm das auch guttun und ich könnte ruhiger werden.«

Ich: »Was würde passieren, wenn Sie beschließen würden, vier Wochen Urlaub zu machen? Ich merke schon, die Vorstellung ist ungeheuerlich. Aber wirklich nur mal angenommen, was würde er vermissen?«

Herr Nowak: »Er würde es vermissen, sich eine gemütliche Auszeit zu nehmen. Ich bin sein Abendritual. Außerdem hätte er keine Idee, wie er den nächsten Trauertag ohne mich überstehen sollte.«

Ich: »Ich danke Ihnen sehr für das Gespräch.«

Dann bat ich Herrn Nowak, sich aus seiner Rolle zu lösen und auf dem anderen Stuhl wieder Platz zu nehmen.

Ich wollte wissen, wie es ihm ergangen sei in der Rolle des Suchtdrucks und ob es für ihn etwas Neues gab, was er erfahren habe.

Herr Nowak: »Am Anfang war es schwierig, reinzukommen, aber dann ging es gut. Überrascht hat mich, wie groß der Suchtdruck ist. Das ist schon beängstigend. Ich hatte gar nicht mehr in Erinnerung, dass ich nach der Geburt meiner Tochter schon mal mit dem Trinken aufhören wollte und es eine Zeitlang geschafft hatte.«

Ich: »Also, was vermuten Sie, worauf wollte sie Ihr Suchtdruck vergangene Woche hinweisen?«

Herr Nowak: »Vielleicht, dass das Trinken ein Abendritual geworden ist. Ich will mich belohnen. Schon komisch, dass ich mich mit Alkohol belohnen will. Mir fehlt sonst richtig was, wenn ich nach Hause komme. Und vielleicht sollten wir doch mal über den Tod von meinem Freund reden. Ich habe das ganze Jahr Angst vor dem Todestag. Das habe ich auch gemerkt. Ob das Trinken auch was mit meinem Vater zu tun hat, weiß ich nicht. Meine Frau sagt ja, hat es.«

Herr Nowak und ich überlegten zum Ende des Gespräches, was er von seinen Erkenntnissen mit in seinen Alltag transportieren kann.

Er entschied, dass er die Hunderunde am Morgen beibehalten möchte und diese vielleicht auch zum Feierabend als neues Ritual für sich einführen könnte, dann aber zusammen mit seinen Kindern. Vielleicht helfe ihm das, aus seinem Abendtrott herauszukommen.

Sein Ziel blieb es, nicht mehr als zwei Flaschen Bier am Tag zu trinken. Weil er das bisher so oft nicht geschafft hatte, beschloss er, ganz und gar auf Alkohol zu verzichten und den abstinenten Weg für sich auszuprobieren. Ich empfahl ihm aufgrund der manchmal nicht hervorsehbaren körperlichen Entzugssymptome, als Sicherheit eine Entzugsklinik aufzusuchen. Der stationäre Entzug dauert in der Regel zwischen sieben und vierzehn Tagen, manchmal ist es möglich, den Aufenthalt zu verlängern.

Wir vereinbarten für das nächste Gespräch, der Trauer und dem Verlust Platz zu geben.

Als ich mich im Raum umschaute, waren, bis auf die Schuld und die Trauer, alle anderen bereits hinausgegangen. Ich hatte die Trauer ins nächste Gespräch eingeladen, dafür schien sich die Schuld wappnen zu müssen.

Klassische Alkoholentzugssymptome sind Unruhe, Zittern, Schweißausbrüche, Herz-Kreislauf-Beschwerden und Magen-Darm-Probleme. Es können aber auch Krampfanfälle auftreten oder das lebensbedrohliche Alkoholdelir (Delirium tremens). Kennzeichnend für dieses Delirium sind ein feinschlägiger Tremor, starke Verwirrtheitszustände, Halluzinationen (besonders optische) und Wahnvorstellungen. Weiterhin können sich hohes Fieber und starkes Schwitzen zeigen, was zum Kreislaufkollaps führen kann und notfallmedizinisch behandelt werden muss.

Bei Menschen mit einer Abhängigkeitserkrankung empfehle ich, die Entgiftung in einer Fachklinik vorzunehmen. Bei einem Entzug wird der Körper von einer Substanz befreit, an die er sich so sehr gewöhnt hat, dass er sie braucht. Eine Entgiftung stellt dadurch für den Körper ein gesundheitliches Risiko dar und sollte medizinisch gut begleitet werden.

KAPITEL 4

»Muss ich Ihnen meine ganze Lebensgeschichte erzählen?« – Effektive Interventionen und Strategien für die Beratung und Therapie

An dieser Stelle möchte ich einen Ausflug in die Grundlagen der systemischen Therapie machen. Vielleicht erklärt das besser, wozu ich diese Art von Fragen stelle und warum ich glaube, dass es hilfreich für die Klient*innen sein kann.

Der Blick auf suchterkrankte Menschen ist im Allgemeinen eher defizitär, das heißt, es wird normalerweise auf das geschaut, was nicht in Ordnung ist. Wenn ich z. B. in einem Team Supervision gebe, höre ich oft, süchtige Menschen seien unstrukturiert, seien widerständig, sie könnten nicht Nein sagen, scheuten sich vor Konflikten und hätten wenig Durchhaltevermögen.

Im therapeutischen Kontext spricht man häufig über Mängel in der psychischen Struktur suchterkrankter Menschen. Man geht z. B. von einem Entwicklungsdefizit aus, das aus einer mangelnden Bestätigung und Förderung des Kindes oder durch Verwöhnung entstanden ist und durch das Suchtmittel kompensiert werden soll. Oder es wird von einer geringen Frustrationstoleranz ausgegangen, von mangelnder Ich-Stärke, zugrunde liegender narzisstischer Persönlichkeitsstörung (Walter 2012), Störung in der Beziehungsfähigkeit oder einer neurotischen Entwicklung (Rost, o. J.).

Aber ich erlebte süchtige Menschen in meinem Beratungskontext oft ganz anders. Wie z. B. Herrn Nowak lerne ich süchtige Menschen kennen, die ihre große Stärke in ihrer Loyalität zu anderen haben, die eine große Sehnsucht spüren, ihre Autonomie zu leben, die strukturiert und willensstark sind und eine hohe Ausdauer zur Aufrechterhaltung ihres Alltages besitzen.

Die systemische Therapie arbeitet mit diesen Stärken. In einer therapeutischen Sitzung oder einem Beratungsgespräch wird weniger Energie in die Beschreibung eines Problems investiert. Dafür werden die Erfolge der Klient*innen in den Mittelpunkt gestellt, also das, was funktioniert im Umgang mit diesen Problemen.

Was genau damit gemeint ist und welche Auswirkungen diese Sichtweise auf die Beratung bzw. Therapie haben kann, beschreibe ich näher mit Hilfe einiger Thesen von Insoo Kim Berg. Sie war eine US-amerikanische Psychotherapeutin und beschrieb zusammen mit Scott D. Miller in ihrem Buch »Kurzzeittherapie bei Alkoholproblemen« den therapeutischen Ansatz der geistig-seelischen Gesundheit (Berg & Miller, 2018).

4.1 Den Fokus auf die Erfolge legen

Typische Fragen, die den Fokus auf die Erfolge legen, sind: »Was ist Ihnen in dieser Woche gut gelungen?« »Wie haben Sie das geschafft?«

Menschen, die in die Suchtberatung kommen, wirken auf mich oft erschüttert. Sie verstehen nicht, wie es dazu kommen konnte, dass sie ihren Konsum nicht mehr unter Kontrolle haben. Sie sind sehr darauf bedacht, mir ihre Defizite zu beschreiben. Wenn ich frage, wie es ihnen seit dem letzten Termin bei mir ergangen ist, erlebe ich die Schilderungen wie eine Art Problemtrance. Sie reden sich also immer weiter in ihr erlebtes Scheitern hinein.

> Frau I., eine alleinerziehende Mutter beschrieb es einmal so:
> »Ich wollte diese Woche wirklich auf Alkohol verzichten, ich habe es mir so vorgenommen. Am ersten Tag funktionierte das noch, aber an all den anderen Tagen überhaupt nicht. Ich bin so kaputt, wenn ich von der Arbeit komme. Zu Hause trinke ich ein Glas Wein, dann bin ich irgendwie innerlich ruhiger und habe die Kraft für die Kinder. Wenn sie abends im Bett liegen, hole ich die Flasche wieder heraus und trinke sie leer. Ich bin mit allem überfordert. Am Morgen danach fühle ich mich schrecklich, nicht nur körperlich. Ich mache

mir auch Vorwürfe und habe Angst, dass meine Kinder was mitbekommen haben. Andere alleinerziehende Mütter schaffen das doch auch. Warum ich nicht? Was bin ich nur für eine furchtbare Mutter! Wenn ich mich nur noch mehr anstrengen würde, mich noch besser strukturieren könnte, dann muss es doch endlich funktionieren. Wissen Sie, ich kann nicht mehr, ich habe doch schon alles versucht. Meine Eltern sind auch total enttäuscht von mir. Sie verstehen nicht, was sie bei mir falsch gemacht haben.«

Wenn ich die Klient*innen als Gesprächseinstieg aber frage, »Was war gut in der Woche? Was ist Ihnen gelungen? Was war an dem ersten Tag anders?«, verwirrt diese Frage meist zunächst. Danach kommt mein Gegenüber entspannt ins Reden, die Körperhaltung wird aufrechter und die Stimme kräftiger.

Frau I. antwortete darauf: »Am ersten Tag, es war ein Mittwoch, wusste ich, ich schaffe das heute ohne Alkohol. Ich habe mir meine zwei Kinder angesehen und gedacht, ich habe das bisher auch hinbekommen, die beiden gut zu versorgen. Dann schaffe ich das mit dem Trinken doch auch. Ich bin nach der Schicht im Krankenhaus in ein Café und habe dort in Ruhe einen Cappuccino getrunken und für eine halbe Stunde die Seele baumeln lassen. Ich dachte, ich gönne mir das heute mal. Dann bin ich nach Hause gefahren und habe die Kinder von meinen Eltern abgeholt. Bei ihnen sind die beiden oft nach der Schule, wenn ich Spätschicht habe.«

Ich: »Was an diesem Tag anders war, war also die Auszeit, die Sie sich selbst genommen haben?«

Frau I.: »Ja, ich habe mal etwas nur für mich gemacht. Aber am Abend war ich wieder einsam. Wissen Sie, diese Einsamkeit macht mich fertig.«

Ich: »Wie haben Sie es geschafft, obwohl am Abend die Einsamkeit zu Besuch kam, dass sie keinen Alkohol getrunken haben?«

Frau I.: »Ja, die Einsamkeit ist mein Dauerbesuch. An dem Abend habe ich mir Fotos vom letzten Urlaub angeschaut und mit einer Freundin telefoniert.«

Ich: »Was war nach dem Fotoanschauen und dem Telefonat mit Ihrer Freundin anders als sonst?«

Frau I.: »Die Fotos sind manchmal wie Balsam für die Seele. Es ging

aber auch schon mal nach hinten los und ich fühlte mich noch einsamer. Diesen Mittwoch hatte ich nur bestimmte Fotos rausgesucht. Als ich merkte, dass die Traurigkeit kam, habe ich das Fotobuch zugemacht und eine Freundin angerufen. Mit ihr habe ich viel gelacht, das tat gut, und wir haben uns für nächste Woche verabredet. Wir wollen gemeinsam mit den Kindern auf das Dorffest.«
Ich: »Dann haben Sie also ganz gezielt gesteuert, was Ihnen gerade guttut und was Sie brauchen? Mal angenommen, Sie könnten diese Fähigkeit auch heute Abend nutzen. Was wäre gut, zu tun oder zu lassen, damit die Einsamkeit sich nicht so breit machen kann?«

Das Anliegen dieser Herangehensweise ist es, den Blick für das zu schärfen, was funktioniert – sozusagen das Lernen am Erfolg, statt bei dem zu verweilen, was nicht wirkt. Aus meiner Sicht ist es motivierend, zu sehen, dass Frau I. bereits in der Lage ist, das Problem zu lösen, und sei es für einen Tag. Es lohnt sich, dieses Wissen bewusst und damit erneut nutzbar zu machen.

4.2 Den Fokus auf Ressourcen und Fähigkeiten legen

Typische Fragen, die den Fokus auf Ressourcen und Fähigkeiten legen, sind: »Wie haben Sie es bisher geschafft, Krisen zu überwinden? Was genau war Ihr Anteil daran, dass die Krise vorbei ging?« Erinnern wir uns an das Erstgespräch mit Herrn Nowak. Die Scham versuchte mit all ihrer Kraft, die Würde zu schützen. Ich möchte mit Herrn Nowak auf jeden Fall verhindern, dass die Würde sich angegriffen fühlt und die Scham noch mehr in den Verteidigungsmodus gehen muss. Dafür dienen Fragen, die auf die Fähigkeiten und Ressourcen der Person zielen:

- Was haben Sie bereits verändert? Wie ist Ihnen das gelungen? Wie haben Sie es bisher geschafft, Krisen zu überwinden? Was hat dabei geholfen?
- Welche besonderen Ressourcen haben Sie, die Ihnen dabei helfen werden, auch diese Krise zu bewältigen? Wie kann Ihr Partner oder Ihre Partnerin Sie dabei unterstützen?

Oder den Partner oder die Partnerin gefragt:

- Was glauben Sie, welche Fähigkeiten hat Ihr Partner/Ihre Partnerin, den Suchtmittelkonsum weiter zu reduzieren?

Manchen Menschen fällt es unglaublich schwer, auch nur eine Ressource für sich zu finden, z. B. Frau O.

Frau O.: »Ich leide unter einer Angststörung. Ich kann oft die Wohnung nicht verlassen. Wenn ich trinke, geht das leichter. Es ist das Einzige, was wirklich hilft.«
Ich: »Dann war Ihre letzte Herausforderung, gerade heute zu mir in die Beratung zu kommen. Wie haben Sie das denn geschafft?«
Frau O.: »Augen zu und durch. Ich bin gerannt, habe nicht nach hinten geschaut, auch wenn ich immer das Gefühl hatte, dass mich jemand verfolgt. Meine Nachbarin hat mir zugesichert, dass sie die ganze Zeit per Telefon erreichbar ist. Manchmal bekomme ich Panik und dann kann ich mich nicht mehr bewegen. Dann ist es gut zu wissen, dass sie mich notfalls abholen würde. Ich will sie nicht immer fragen, ob sie mich fährt.«
Ich: »Ich fühle mich sehr geehrt, dass Sie heute den Weg auf sich genommen haben. Welche Fähigkeit hat Ihnen dabei geholfen?«
Frau O.: »Ich habe keine besondere Fähigkeit. Da ist nichts, noch nie gewesen.«
Ich: »Aber Sie haben es doch zu mir geschafft, trotz Ihrer Angst. Was hat Ihnen dabei geholfen?«
Frau O.: »Das ist nichts Besonderes, das schaffen andere doch auch.«
Ich: »Sie waren in der Lage, sich Hilfe bei der Nachbarin für den Notfall zu organisieren. Das, finde ich, ist eine Fähigkeit. Sie sind, trotz der zu erwartenden Panikattacke, bis in die Beratungsstelle gekommen. Vor Ihrem Mut, die schützende Wohnung zu verlassen und nicht zu wissen, ob Sie sicher hier ankommen, habe ich großen Respekt. Und Sie haben den ganzen Weg bis hierher in hohem Tempo zurückgelegt. Sie haben ganz schön viel Ausdauer. Also, wenn ich mal zusammenfassen darf: Ihre Fähigkeiten für den heutigen Tag waren bisher: sich Hilfe organisieren, Mut und Ausdauer.«

Frau O.: »Ja schon, aber das ist doch nichts.«

Ich schrieb diese Fähigkeiten auf bunte Notizzettel (→Abb. 4.1). Für jede Ressource nahm ich einen neuen.

Ich: »Mal angenommen, wir könnten Ihre Nachbarin jetzt fragen, was Sie an Ihnen mag, was würde sie antworten?«

Frau O.: »Keine Ahnung, vielleicht würde sie sagen, dass sie meine Zuverlässigkeit schätzt. Ich füttere ihre Hasen, wenn sie auf Reisen ist.«

Ich notierte auf einem weiteren Zettel »Zuverlässigkeit«.

Ich: »Was noch?«

Frau O.: »Sie würde sagen, dass ich gut zuhören kann. Wir reden oft lange miteinander.«

Ich notierte auch »Zuhören-Können«.

Ich: »Was noch?«

Frau O.: »Reicht das nicht?« (lacht)

Ich: »Ich denke, da gibt es noch mehr. Ich z. B. schätzte Ihre Offenheit. Sie haben mir bisher viel von sich erzählt und wir kennen uns noch gar nicht so lange.«

Frau O.: »Finden Sie?«

Ich: »Ja. Und was, glauben Sie, schätzt Ihr Arbeitgeber an Ihnen?«

Frau O.: »Auch meine Zuverlässigkeit. Wenn ich nicht rausgehen

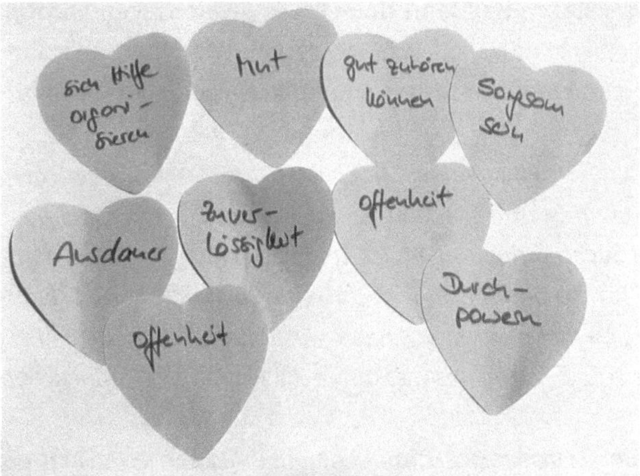

Abb. 4-1: Ressourcenkärtchen

kann, kann ich im Homeoffice arbeiten. Da darf ich flexibel sein. Ich kann auch gut durchpowern und bin sorgsam.«
Ich nahm ein A4-Blatt und klebte jeden einzelnen Notizzettel auf. Ich las dabei laut vor: »Ihre Ressourcen sind: sich Hilfe organisieren, Mut, Ausdauer, Zuverlässigkeit, gut zuhören können, Offenheit, durchpowern können, sorgsam sein. Wie klingt das für Sie?«
Sie nahm das Blatt mit den bunten Zetteln in die Hand, lächelte und meinte: »Hinter all dem könnte man auch ein Aber setzen. Und es fühlt sich irgendwie auch gut an.«
Ich: »Wie können Sie diese wichtigen Fähigkeiten für Ihre jetzige Krisensituation nutzen?«

Hier geht es darum, sich an durchgestandene schwierige Lebenssituationen zu erinnern und diese mit den eigenen Stärken in Verbindung zu bringen. Ich finde es wichtig, Klient*innen mit Respekt zu begegnen, sie dabei zu unterstützen, sich ihre Selbstwirksamkeit zu vergegenwärtigen und ihre Würde wiederzuerlangen.

4.3 Was darf bleiben? Was können wir nutzbar machen?

Oft haben die Klient*innen das Bild von sich, dass an ihnen nichts in Ordnung ist, dass durch die Beratung oder Therapie alles erneuert werden sollte oder sogar muss. Dann finde ich folgende Fragen wichtig: »Was soll so bleiben, wie es ist? Was würde ihre Frau, Ihr Mann, Ihre Kollegin usw. an Ihnen sehr vermissen, wenn sich alles ändern würde?«

Vielleicht halten Sie einen Augenblick beim Lesen inne und überlegen, wen Sie in Ihrem Bekannten- und Verwandtenkreis kennen, der oder die an einer Suchterkrankung leidet. Und betrachten Sie diesen Menschen bitte für ein paar Gedanken ausschließlich mit dem Blick darauf, was Sie an ihm oder ihr schätzen, was Ihnen wichtig an der Person ist, was schade wäre, wenn es durch die Therapie verloren gehen würde.
Mir fällt jemand ein, der viel Humor hat. Mit ihm kann ich lachen, bis mir die Tränen kommen. Oder eine Frau, die wirklich Stil hat. Ich bin

immer ganz fasziniert, wie sie sich kleidet. Oder ein älterer Herr, der sich oft sehr fürsorglich bei mir erkundigt, wie es mir geht und ob ich etwas benötige. Wer kommt Ihnen in den Sinn? Und wenn Sie sich diese Gedanken ganz nah heranholen, wie verändert sich das Bild, das Sie vielleicht sonst von diesem Menschen haben? Ich überlege dann, wie ich den Humor, den Stil und die Fürsorge für die therapeutische Arbeit nutzen kann.

Frau P., die ich immer so für ihren Kleidungsstil bewunderte, war während einer Sitzung sehr angespannt. Ein Familientreffen stand bevor und die Nachricht über ihre Suchterkrankung hatte sich innerhalb der Großfamilie schnell herumgesprochen. Sie befürchtete, dass sie während des Festes permanent kontrollierende Blicke auf sich spüren würde. Und allein die Vorstellung der familiären Kontrolle machte ihr schon Tage vorher großen Druck. Wir nutzten im Gespräch ihr Talent für Mode und überlegten, welche Kleidung sie bei diesem Fest tragen könnte, die ihr den größtmöglichen Schutz geben würde. Sie entschied sich für eine Jeans, darüber ein bequemes geschlossenes Oberteil und hochhackige schwarze Schuhe, in denen sie sich souverän bewegen konnte. Sie entschied sich noch für eine auffällige Kette und einen großen Ring, den sie bei Nervosität gut an ihrer Hand spüren konnte und der sie beruhigen würde. Ihr Outfit wirkte auf sie wie eine sichere Festung, in der sie sich wohlfühlte und sicher bewegen konnte. So gewappnet zu sein, machte es ihr leichter, auf dem Fest ihrer Familie zu begegnen.

4.4 Den Fokus auf das Wozu statt das Warum legen

Eine typische Frage, die den Fokus auf das Wozu legt, lautet: »Was vermuten Sie, wozu das Problem bei Ihnen geblieben ist?«

Manchmal ist es sehr verführerisch, nach dem Problem zu suchen und die Ursachen genau zu analysieren. Die Frage nach dem Warum beschäftigt nicht nur Therapeut*innen und Berater*innen, sondern vor allem auch Betroffene. Sie sagen z. B.: »Ich weiß, dass mein Vater auch getrunken hat und dass ich das bestimmt von ihm vererbt bekommen habe, aber meine Geschwister trinken auch nicht. Ist das so, weil ich zu schwach bin? Oder warum sonst, ich verstehe das nicht, warum es mich trifft?«

Ich finde es aber viel interessanter, statt nach dem Warum nach dem Wozu zu fragen. Das Warum sucht nach Rechtfertigung oder führt zu Schuldzuweisung und gibt, meiner Erfahrung nach, wenig Auskunft für Veränderungsimpulse. Das Wozu stellt Hypothesen auf – man geht auf die Suche, wägt Vermutungen ab und fragt nach (guten) Gründen. Zum Beispiel: »Wozu, glauben Sie, könnte es gut sein, dass das Problem noch ein wenig bleibt?« Die Antwort könnte lauten: »Wenn ich jetzt schon aufhören würde zu trinken, wüsste ich nicht, wie ich die furchtbaren Erinnerungen aushalten sollte.« Oder: »Wenn ich nicht mehr kiffe, bin ich total aus der Gruppe raus, dann gehöre ich nicht mehr dazu und werde zum Außenseiter. Es kiffen doch alle.«

Ich muss die Ursache des Konsums nicht unbedingt kennen, ich muss noch nicht einmal genau über das Problem Bescheid wissen. Folgendes Beispiel dazu:

Frau M., eine energische Frau Ende 50, suchte die Beratung bei mir auf. Sie erzählte, dass sie sich in größeren Abständen völlig betrinke, dazwischen habe sie lange Zeiten, in denen sie keinen Alkohol anrühre. Sie wollte mit mir auf keinen Fall darüber reden, welche die Auslöser der Trinkexzesse waren. Sie umschrieb ihr Problem so, dass es einige wenige Situationen in ihrem Alltag gebe, die sie so überrollten, dass sie sich nicht beruhigen könne, außer sie trinke Alkohol in großen Mengen. Und dieses Trinken könne sie dann nicht mehr stoppen, bis sie völlig betrunken sei.

Ich: »Mich würde interessieren, wie groß Sie das Problem auf einer Skala von 1 bis 10 einstufen würden, wenn 10 dafür steht, dass es nicht schlimmer sein könnte.« (→ Kap. 10, Skalierungsfragen)

Frau M.: »Bei 8.«

Ich: »Wie kommt es, dass es nicht die 10 ist? Was macht den Unterschied zur 10?«

Frau M.: »Bei der 10 hätte ich ja all meine Würde verloren. Ich schaffe es immer wieder, mich aufzurappeln. Sie kennen ja den Spruch ›Krone richten und weitermachen‹. Das kann ich ganz gut.«

Ich: »Was müssten Sie denn dafür tun, damit das Problem auf die 10 klettert?«
Frau M.: »Daran will ich gar nicht denken. Da will ich nie hin.«
Ich: »Nur mal angenommen?«
Frau M.: »Ich müsste mich total runtermachen und mir sagen: Ich bin nichts wert! Das habe ich mir selbst zuzuschreiben! Ich habe es nicht anders verdient! So was eben.«
Ich: »Sie müssten sich also selbst schlechtreden?«
Sie nickt.
Ich: »Was noch?«
Frau M.: »Ich müsste meine Wohnung nicht mehr verlassen, sondern mich total einigeln und auch keinen Kontakt über soziale Medien nach draußen halten.«
Ich: »Also, wenn Sie alles tun wollten, damit das Problem richtig groß wird, müssten Sie sich innerlich Vorwürfe machen und sich nach außen abkapseln, richtig?«
Frau M.: »Ja, das stimmt. Mich selbst fertig machen, das kann ich gut.«
Ich: »Wenn das Problem jetzt bei 8 ist, was müsste passieren, damit es auf 7,9 sinkt? Was wäre ein erster guter Schritt? Und woran würden Sie diese erste Veränderung zuerst bemerken?«
Frau M.: »Vielleicht könnte ich an diesen schwierigen Tagen, an denen ich immer abstürze, Farbe und Pinsel in die Hand nehmen und mal wieder malen. Früher habe ich das öfter gemacht. Dann würde das Problem sinken, auf jeden Fall. Wenn das Problem kleiner wäre, hätte ich weniger Angst.«
Ich: »Wenn Sie weniger Angst hätten, was hätten Sie dann stattdessen?«
Frau M.: »Ich könnte durchatmen, wäre unbeschwerter.«
Ich: »Und wer würde das als erstes bei Ihnen bemerken?«
Frau M.: »Wahrscheinlich meine Katze (sie lacht). Ich würde mit ihr spielen und sie ausgiebig kraulen.«
Ich: »Wenn Sie jetzt an das Problem vom Anfang denken, auf welcher Stufe der Skala ist es im Moment?«
Frau M.: »Bei 6. Wenn ich an meine Katze denke, geht es mir gleich besser.«

Mir geht es also nicht darum, die Ursachen des Problems zu finden, sondern darum, die Sichtweise der Klient*innen zu respektieren. Wenn mir eine Klientin nichts von der Problematik erzählen möchte, unterstelle ich ihr gute Gründe dafür. Ich sehe sie weder als widerständig noch als ungeeignet für die Therapie an. Als Therapeutin bin ich diejenige, die bereit sein muss, zu kooperieren, nicht nur mein Gegenüber. Das heißt, ich folge seinem Lösungswunsch. Wenn ich bei Frau M. darauf bestanden hätte, die Gründe für ihr Problem zu erfahren, um mit ihr überhaupt arbeiten zu können, hätte ich sie unter Druck gesetzt und ihre Autonomie angegriffen. Sie wäre dann entweder nicht mehr zur nächsten Sitzung gekommen oder sie hätte sich aus ihrem Leidensdruck heraus sich meiner Erwartung gebeugt und von den Ursachen erzählt.

Liebe Professionelle, kennen Sie es, dass sie etwas eigentlich nicht möchten, sich aber unter Druck gesetzt fühlen, es zu tun? Wie reagieren Sie darauf? Bei mir werden starke Fluchtimpulse aktiviert. So würde ich selbst nicht beraten werden wollen. Also warum sollte ich es anderen zumuten?

Mich interessiert eher, was den Unterschied macht, wenn ein bestimmtes Verhalten aufrechterhalten oder aufgegeben wird. Und welchen Anteil hat die Person auf das Ausmaß des Problems und welchen auf die Problemlösung?

4.5 Den Fokus auf die Gegenwart und die Zukunft legen

Eine typische Frage, um die Gegenwart und Zukunft zu fokussieren, ist: »Mal angenommen, es geschähe ein Wunder, und das Problem, das Sie heute noch so belastet, wäre morgen nicht mehr da. Woran würden Sie es zuerst bemerken?«

Haben Sie schon mal diese Frage gehört? Das ist die sogenannte Wunderfrage (→ Kap. 10). Ich führe sie manchmal etwas blumiger ein, wie Sie gleich im Beispiel lesen werden. Ich denke, meine Klient*innen können darüber ein wenig schmunzeln, zumindest haben sich bisher alle auf die Frage eingelassen.

Herr R. wurde nach 20 Jahren betriebsbedingt gekündigt. Das hat ihn sehr gekränkt und diese Kränkung haftete über viele Jahre an ihm. Er trank in Phasen hohe Alkoholmengen, was wiederum Auswirkungen auf seine Ehe hatte. Ich lud ihn ein zur Wunderfrage:
Ich: »Wussten Sie, dass wir hier eine hauseigene Fee haben, die für Wunder zuständig ist? Stellen Sie sich bitte vor, dass die Fee bei Ihnen ein Wunder geschehen lassen wird und dass das Problem, mit dem Sie heute zu mir gekommen sind, dann verschwunden wäre. Unsere Fee kommt in der Nacht, wenn Sie schlafen, und pustet vorsichtig ihren Feenstaub über Sie aus. Aber weil Sie schlafen, merken Sie nicht, dass die Fee bei Ihnen war. Was vermuten Sie, woran werden Sie am Morgen als erstes bemerken, dass die Fee bei Ihnen war?«
Herr R.: »Wenn das Wunder passieren würde, wäre ich nicht mehr so wütend auf meinen Chef, dass er mich entlassen hat. Woran ich das am nächsten Morgen merken würde? Ich hätte gut geschlafen und würde mit anderen Gedanken aufwachen.«
Ich: »Woran würden Sie denn stattdessen denken?« (→Kap. 10: Fragen nach dem Stattdessen)
Herr R.: »Vielleicht an ein gutes Frühstück oder was ich Schönes am Tag machen könnte.«
Ich: »Wie würden Sie aufstehen?«
Herr R.: »Leicht und beschwingt würde ich aus dem Bett springen, mich in Ruhe im Bad fertig machen und dann Frühstück vorbereiten. Das macht sonst meine Frau, weil ich so schwer aus dem Bett komme.«
Ich: »Wer würde diese Veränderung zuerst bei Ihnen bemerken?«
Herr R.: »Na, meine Frau. Die wäre echt überrascht.«
Ich: »Was vermuten Sie, was sie Ihnen sagen wird?«
Herr R.: »Sie wäre sprachlos und bräuchte erstmal einen Kaffee. Und dann könnten wir zusammen überlegen, was wir am Tag gemeinsam machen wollen. Sie wäre glücklich.«
Ich: »Was würden Sie unternehmen wollen?«
Herr R.: »Das weiß ich gerade nicht so wirklich. Wenn die Fee am Wochenende kommt, dann vielleicht mit dem Fahrrad fahren.«
Ich: »Was noch?«

Herr R: »Unter der Woche geht meine Frau arbeiten. Ich würde mit ihr nach der Arbeit ein Eis essen gehen.«

Wenn das Wunder geschieht, ist das Problem gelöst, also wird in der Vorstellung, das ständige Kreisen um das Problem unterbrochen und der Fokus auf das Erreichen der Lösung gelegt. Die ersten Schritte, die nach dem Eintreten der Veränderung passieren, werden sehr genau und ausführlich besprochen. Hilfreich ist dabei zu fragen: Was noch? Damit wird eine Zukunft ohne das Problem lebendig, real und greifbar geschaffen. Wenn Lösungen gefunden werden, die eher bezeichnen, was die Person *nicht* mehr will, wie: »Ich will meine Wut nicht mehr so unkontrolliert rauslassen«, frage ich: »Was stattdessen?« Lösungen sollen positiv formuliert und in die Zukunft gerichtet sein. Dadurch wird die Vorstellung einer Veränderung tiefer imaginiert und der Weg dorthin erscheint leichter.

Wenn ich die Wunderfrage stelle, erlebe ich, dass die Klient*innen den Kopf heben und den Blick mit Ideen gefüllt schweifen lassen. Sie kommen heraus aus ihrer Schwere und stattdessen sind Optimismus und Zuversicht spürbar.

4.6 Den Fokus auf individuelle Lösungen legen

Typische Fragen, die individuelle Lösungen fokussieren, lauten: »Was wäre für Sie im Moment eine gute Lösung für Ihr Problem? Welches wäre der einfachste erste Schritt dahin?«

Betroffene und Zugehörige, wie auch Herr und Frau Nowak, fragen mich häufig am Anfang unseres Kennenlernens, was sie denn machen können. Ich soll Ratschläge geben, denn ich habe das Wissen – ich bin doch immerhin die Fachfrau. Es hört sich so an, als ob sie wegen einer Erkältung zum Arzt oder zu einer Ärztin gehen und sie verschreibt ihnen ein Medikament und schreibt sie für eine Woche krank. Erledigt. Wenn ich sage, dass ich kein Allgemeinrezept habe, dass ich mich erst mit ihm bzw. ihr unterhalten muss und wir gemeinsam zu Ideen und Lösungen kommen – das verwundert schon und macht manche Klient*innen ungeduldig. Es finden auch einige eher irritierend, wenn ich nicht pauschal auf einen abstinenten Weg fokussiere, sondern den für sie möglichen Lösungsweg zusammen mit ihnen erarbeite. Denn für mich ist das Gegenteil von süchtigem Verhalten nicht die Abstinenz, sondern nichtsüchtiges Verhalten. Die Abstinenz wäre dabei eine Möglichkeit. Daneben gibt es noch eine Vielzahl von individuellen Wegen des kontrollierten Konsums. Die meisten Klient*innen sind erleichtert, eine Wahl zu haben.

Herr S. hatte aufgrund eines zu hohen Alkoholspiegels beim Autofahren seinen Führerschein verloren und ihm wurde eine medizinisch-psychologische Untersuchung (MPU) auferlegt. Um die Wahrscheinlichkeit zu erhöhen, seinen Führerschein zurückzubekommen, wurde ihm empfohlen, ein Jahr nachweisbar abstinent zu leben und sich an eine Suchtberatungsstelle zu wenden.
Herr S. kam also zu mir in die Beratung und meinte, er brauche von mir ein paar Nachweise, dass er hier war, und er benötige noch gute Tipps, um diese MPU zu bestehen. Da er mit knapp 2 Promille in seinem Auto unterwegs gewesen war, hatte ich die starke Vermutung, dass er ein erhebliches Alkoholproblem hat. Er sah das aber nicht so. Er wollte einfach nur dieses eine Jahr durchhalten und nichts trinken. Ob er danach noch weiterhin auf Alkohol verzichten wollte, wüsste er noch nicht. Ich hatte starke Zweifel, dass sein Plan funktionieren würde, ließ mich aber darauf ein. Da er nicht motiviert war, sein süchtiges Verhalten zu reflektieren, fragte ich ihn, wobei ich ihm denn stattdessen behilflich sein könnte. Er meinte daraufhin, dass er seit einem Jahr alleinerziehender Vater von zwei pubertären Söhnen sei und es oft Konflikte zwischen ihnen gebe. Er hätte klare Prinzipien, wie ein respektvolles Zusammenleben aussehen müsste, und erwartete von seinen Söhnen, dass sie dieses ungefragt akzeptieren. Ein Ausschnitt unseres Gespräches dazu:
Herr S.: »Ich erwarte von meinen Jungs, dass sie pünktlich zum Essen erscheinen. Das ist doch wohl das mindeste, was sie tun können. Ich kann Unpünktlichkeit überhaupt nicht leiden. Ich wurde da anders erzogen. Für mich hat das was mit Anstand zu tun. Denn ich stelle mich ja schließlich stundenlang in die Küche, damit wir was Gutes essen können.«

Ich: »Sie geben sich richtig viel Mühe mit dem Essen-Machen? Was bedeutet Kochen und Essen für Sie?«
Herr S.: »Na, das hat was mit Familie zu tun. Wenn man zusammen isst, dann kommt man als Familie zusammen. Sonst gibt es das ja nicht mehr, dass man gemeinsam was macht. Die Jungs sind entweder unterwegs oder hängen vor ihren Computern ab.«
Ich: »Also Essen bedeutet für Sie, sich als Familie zu begegnen? Richtig?«
Herr S.: »Ja.«
Ich: »Was haben Sie bereits getan, um Ihren Jungs zu erklären, wie bedeutsam die gemeinsame Mahlzeit für Sie ist?«
Herr S.: »Na, ich sage zu den beiden, um sieben gibt's Essen. Ich will, dass ihr pünktlich seid.«
Ich: »Sie machen eher eine Ansage, als zu erklären, wie wichtig es Ihnen ist. Und, was passiert dann?«
Herr S.: »Manchmal ist einer der beiden da, isst aber ganz schnell, weil er noch was vorhat, der andere kommt eine Stunde später, weil er es vergessen hat. Es ist immer was wichtiger.«
Ich: »Wie alt sind ihre Jungs?«
Herr S.: »Der große ist 18, der kleine 15.«
Ich: »Also sind beide in dem Alter, in dem sie ihre eigenen Wege gehen. Und gleichzeitig haben Sie das wichtige Bedürfnis, als Familie zusammenzukommen.«
Herr S.: »Ja, aber das verstehen sie nicht. Mich macht das richtig sauer.«
Ich: »Und mal angenommen, sie würden sich zu dritt zusammensetzen und Sie könnten den beiden sagen, wie wichtig Ihnen das Essen ist. Und angenommen, Sie würden alle drei einen Kompromiss finden, der die Bedürfnisse von jedem ein Stück berücksichtigt. Wie könnte das aussehen?«
Herr S.: »Bei den Mahlzeiten gibt es für mich keinen Kompromiss.«
Ich: »Ihre bisherigen Versuche der gemeinsamen Familienzeit enden bei Ihnen gerade in Frustration. Was wäre Ihr maximales Entgegenkommen gegenüber Ihren Söhnen?«
Herr S.: »Ich will auf jeden Fall am Wochenende mit Ihnen zusammen Abendbrot essen.«

Ich: »Mal angenommen, Ihre Söhne wollen vielleicht am Wochenende auch ausgehen, wäre dann eventuell der Sonntag ein geeigneter Tag?«
Herr S.: »Ja, das wäre er wohl.«
Ich: »Und unter der Woche, welcher wäre da ein guter verbindlicher Tag für ein gemeinsames Essen?«
Herr S.: »Das überlege ich mir und bespreche es mit meinen Söhnen.«
Herr S. war ein Mann, der sich selbst und seinen Kindern mit viel Härte begegnete. In dem Moment, in dem er kompromissbereiter wurde, ohne auf seine Bedürfnisse nach Familienzeit ganz zu verzichten, war er nicht mehr so angespannt und frustriert seinen Kindern gegenüber. Er ließ es zu, dass wir über seine Rolle als Vater ins Gespräch kamen, uns seine eigenen Erfahrungen und Werte anschauten und die Wünsche der Jungs mit in den Fokus nahmen.
Als er mit seinen Söhnen wieder mehr in Beziehung kam und auf den Alkohol verzichtete, erhielt er die Rückmeldung von ihnen, dass sie ihn viel ausgeglichener und zugewandter erlebten. Er reflektierte anschließend mit mir, dass das Trinken ihn aggressiver und unberechenbarer machte und ein Großteil der Konflikte damit in Verbindung standen.
Er blieb nach bestandener MPU noch ein weiteres Jahr in der Suchtberatung, um für sich herauszufinden, ob er den abstinenten Weg weitergehen mochte oder nicht, und wenn nicht, unter welchen Umständen er genussvoll Alkohol trinken könnte. In der Zeit konzentrierte er sich auf den Auszug des ältesten Sohnes, der nun bereit war für eine eigene Wohnung. Und er wappnete sich für das nächste Gespräch mit seinem jüngeren Sohn, der in seiner Peergroup das Kiffen für sich entdeckt hatte. Auch dieses Gespräch bereiteten wir zusammen vor.

Berg und Miller (2018) schreiben zu ihrem Vorgehen:

»Das von uns befürwortete Behandlungsmodell ist eins der Kooperation, bei dem Klient und Therapeut zusammenarbeiten, um die vom *Klienten* festgelegten Ziele zu erreichen. Wie schon angedeutet, respektiert das Modell nicht nur das Recht der Klientin auf Selbstbestimmung, sondern impliziert auch, dass sie für ihr Problem die Expertin ist, die vielleicht schon Lösungen gefunden hat.« (S. 125)

Erst wenn ich mein Gegenüber kennengelernt habe, eine Idee von seiner Problematik und von gelungenen und gescheiterten Lösungsversuchen, seinen Fähigkeiten, Ressourcen und Stärken habe, bin ich überhaupt in der Lage, mit ihm zusammen nach Lösungen zu suchen. Die Lösung für das Problem von Herrn S. brauchte den Umweg über seine Rolle als Vater. Erst dann war er bereit, seine Sucht zu reflektieren.

4.7 Klient*innen finden die Lösungen für ihre Probleme selbst

Eine typische Frage, die Klient*innen hilft, auf ihre eigene Lösung zu kommen, lautet: »Mal angenommen, es gäbe keine Psychotherapiepraxen, keine Beratungsstellen und keine Entzugskliniken, was würden Sie tun, um eine Lösung für Ihr Problem zu finden?« Hierzu fällt mir die Begegnung mit Frau St. ein.

Frau St. war Mitte 50. Man würde sie vielleicht als drahtige Frau bezeichnen. Sie wirkte sehr energisch, streng, vor allem mit sich selbst. Sie redete mit einer großen Klarheit und Selbstbestimmtheit. Ich wusste sofort, dass das eine Frau war, die absolut ernst genommen werden wollte, die keine Ratschläge brauchte, die durch viele Lebenskrisen gegangen war und die mich sehr lange testen würde, ob sie mir vertrauen könnte. Ich mochte sie sofort. Sie hatte Würde und Stolz. Als ich ihr einen Tee anbot, machte sie mich gleich darauf aufmerksam, dass ich ihre Tasse das nächste Mal nur halb eingießen dürfe, da ihre Hände aufgrund des Alkoholentzuges und besonders durch den Schlafmangel zu stark zittern würden. Für diesen Hinweis war ich ihr sehr dankbar.
Frau St. klagte vor allem über Schlaflosigkeit. Sie beschrieb diese als ihr Hauptproblem. Sie litt sehr darunter. Nur Alkohol verhalf ihr

manchmal dazu, Schlaf zu finden – besser gesagt dazu, sich fast bewusstlos in den Schlaf zu trinken. Die Abstände, in denen sie sich fast bis zur Besinnungslosigkeit betrank, wurden immer kürzer. Die Auswirkungen waren für sie fatal – beginnende Verwahrlosung, Magen-Darm-Probleme, Vereinsamung. Sie hatte in den letzten sieben Jahren bereits zwei dreimonatige stationäre Alkoholentwöhnungsbehandlungen hinter sich gebracht und wollte keine weitere durchführen.

Wir überlegten zusammen, was sie bereits ausprobiert hatte, um ohne Alkohol schlafen zu können, und was ihr davon geholfen hatte. Sie meinte, sie habe schon alles versucht, selbst starke Schlaftabletten würden nicht helfen. Als nächstes wollte ich von ihr wissen, wo sie entspannen konnte und was ihr Freude machte.

Und sie erzählte mir von ihrem Garten, den sie sehr liebte. Frau St. wohnte in einem kleinen Haus, dem man, laut ihrer Beschreibung, wohl ansah, dass das Geld überall fehlte, denn das Bürgergeld reichte gerade zum Leben aus. Sie hatte den Garten verwildern lassen, was ihr sehr leidtat. Als sie vom Garten erzählte, wurde klar, dass er eine Ressource sein könnte. Also sprachen wir weiter über den Garten.

Sie überlegte, ob sie vielleicht direkt vor dem Haus ein Gartenkräuterbeet anlegen könnte, was sie dann auch tat. Als die Kräuter wuchsen, beschloss sie, wieder mehr und vor allem vielseitiger zu kochen. Sie kaufte im Angebot gute Lebensmittel und kochte Mahlzeiten für sich, auf die sie sich freute und die ihr sehr schmeckten. Diese Fürsorge für sich selbst – so meine These – hatte zur Folge, dass sie ab und an besser schlafen konnte. Sie beobachtete ihr Schlafen genauer und erkannte, dass ein gefüllter Bauch beim Einschlafen half. Sie nötigte sich auch nicht mehr dazu, ins Bett zu gehen, sondern sie gestaltete sich ihren Abend angenehm mit einem Buch, einem Film oder einer Fernsehsendung. Ihr Schlafen wurde kontinuierlich besser, sie schaffte vier Stunden am Stück, was für sie eine enorme Verbesserung war. Sie hatte nun neben dem Alkohol weitere und vor allem erholsamere Möglichkeiten gefunden, in den Schlaf zu kommen. Der Alkohol hatte sein Alleinstellungsmerkmal verloren.

Das sind die Momente, die ich sehr an meiner Arbeit liebe. Hier werde ich überrascht von der Kreativität meiner Klientin. Auf die Lösung, sich ein Kräuterbeet anzulegen, wäre ich wahrscheinlich nie gekommen.

Frau St. begleitete ich über viele Jahre. Sie lehrte mich, dass es in ihrem Leben immer wieder Momente geben würde, in denen sie sich über Tage völlig betrinken würde, und dass sie damit leben kann. Die Analyse ihrer Schlaf- und Essgewohnheiten halfen ihr dabei, sich nicht mehr ganz so ausgeliefert zu fühlen. Auch die Erkenntnis, dass Selbstfürsorge ihr half, war ihr wichtig. Ein Teil dieser Selbstfürsorge bestand darin, sich aus ihrer zunehmenden Einsamkeit wieder herauszubringen und die Verbindung zu ihrer Familie zu verstärken. Sie konnte mehr und mehr zulassen, dass ihr Bruder und ihre Mutter sie ab und an finanziell unterstützten, indem sie gemeinsame Urlaube unternahmen oder kulturelle Veranstaltungen besuchten und so Zeit miteinander verbrachten.

»Wenn Therapie oder Beratung hilfreich sein soll, kann sie dies nur, wenn die Klienten erleben: ›Ich kann selbst Hilfreiches, Lösendes gestalten, ich kann das als Problem Erlebte selbst erfolgreich auflösen‹.« (Schmidt, 2013, S. 91)

KAPITEL 5

»Wie werde ich die Trauer schnell wieder los?« – Die Trauer als Lösungsweg begreifen

Nach all den Ausflügen in die Suchterkrankung ist es nun Zeit, der Trauer mehr Aufmerksamkeit zu schenken. Ich betrachte die Trauer als Teil der Lösung, vielleicht sogar als das Schlüsselelement, um einen erfolgreichen Weg aus der Sucht herauszufinden.

5.1 Über Abschiede reden

Bei Herrn Nowak war die Trauer bisher sehr geduldig und folgte dem Beratungsprozess aufmerksam. Schließlich fühlte sich Herr Nowak bereit, sich der Trauer zu widmen.
Ich: »Herr Nowak, ich bin wirklich angetan, dass Sie heute bereit sind, mit mir über den Tod Ihres Freundes zu reden. Was hat Sie dazu motiviert, diesen Schritt zu wagen?«
Herr Nowak: »Ich habe einfach gemerkt, dass es Zeit ist. Irgendwie hängt mein Trinken mit den Todesfällen zusammen, die ich erlebt habe. Und ich will mich beim nächsten Todestag nicht wieder so betrinken. Der Führerscheinentzug hat mir ganz schön zugesetzt. Und bei Ihren Übungen kamen wir ständig auf das Thema Trauer. Also machen wir das jetzt mal, auch wenn mir nicht ganz wohl dabei ist.«
Ich: »Vielen Dank für Ihr Vertrauen. Gibt es bisher schon eine Veränderung, die Sie bei sich bemerken? Gehen Sie heute schon anders mit der Trauer um?«
Herr Nowak: »Naja, manchmal rede ich mit meiner Frau über mei-

nen Freund, Knut hieß er. Das habe ich sonst nicht gemacht. Aber das geht immer nur ganz kurz, dann bekomme ich starke Schuldgefühle und es schnürt mir die Luft ab. Ich denke dann, dass ich als sein bester Freund doch hätte mitbekommen müssen, dass er sich das Leben nehmen will. Diese Gedanken kreisen in meinem Kopf und ich halte das kaum aus. Seiner Frau kann ich überhaupt nicht in die Augen sehen.«

Ich: »Ich würde gerne mit Ihnen eine Zeitreise (→Kap. 10, Zukunftsfragen) machen. Mal angenommen, es ist genau ein Jahr vergangen, seitdem wir uns gegenübergesessen haben, und Sie würden mich in der Beratungsstelle besuchen kommen und mir erzählen, dass die Gedanken an Ihren Freund Knut Ihnen nicht mehr die Luft abschnüren, sondern Sie frei von Schuld an Ihren Freund denken können. Und ich würde Sie fragen: Wie haben Sie das geschafft?«

Herr Nowak: »Also, ich soll jetzt so tun, als ob ich das schon geschafft habe?«

Ich: »Ja genau, wir sind jetzt im nächsten Jahr.«

Herr Nowak: »Ich bin an sein Grab gegangen und habe ihm eine Kerze aufgestellt.«

Ich: »Was hat Ihnen bei dem Entschluss, an das Grab zu gehen, geholfen?«

Herr Nowak: »Der Entschluss war eines Tages einfach da. Ich habe es keinem gesagt und bin einfach hin.«

Ich: »Was an diesem Schritt war für Sie so hilfreich, dass Ihnen der Gedanke an Ihren Freund nicht mehr die Luft abschnürt?«

Herr Nowak: »Ich habe ihm erzählt, was ich jetzt so mache und dass er mir fehlt. Und ich habe mir vorgestellt, dass er mir antwortet und mit mir redet.«

Ich: »Und nachdem Sie am Grab waren, was hat sich seitdem verändert?«

Herr Nowak: »Ich habe mit meiner Frau besprochen, dass wir zusammen Eva, seine Frau, besuchen gehen. Da habe ich auch ein schlechtes Gewissen, dass ich das noch nicht gemacht habe, obwohl meine Frau immer auf mich eingeredet hat.«

Ich: »Und was ist bei diesem Besuch geschehen, das Ihnen bei der Trauer um Ihren Freund geholfen hat?«

Herr Nowak: »Eva hat sich gefreut und hat mir keine Vorwürfe gemacht. Das war beruhigend.«
Ich: »Ich bitte Sie, die Zeitreise zu beenden und wieder zurückzukommen. Wie geht es Ihnen jetzt?«
Herr Nowak: »Ich bin irgendwie erleichtert. Es scheint gar nicht so schwer zu sein.«
Herr Nowak hat danach genau die Schritte unternommen, die er sich in dieser Beratungsstunde vorgestellt hatte. Er machte die Erfahrung, dass seine Trauer am Grab des Freundes Platz haben durfte und dass er mit viel Wohlwollen bei der Ehefrau des Freundes begrüßt wurde. Seine Schuldgedanken blieben noch eine Weile bestehen. Aber wir nahmen uns die Zeit, um uns auch diese anzuschauen (→Kap. 7). Den nächsten Todestag seines Freundes Knut konnte er, ohne sich mit Alkohol zu betäuben, im Kreise seiner Frau und der Frau seines Freundes verbringen.

Einmal angenommen, liebe Lesende, wir könnten uns die Trauer näher anschauen und sie befragen, was sie eigentlich ist und wozu es sie gibt. Wo begegnet sie uns? Wie kann man sie aushalten? Was würde sie wohl antworten? Dazu würde ich gern einen Abstecher in die Trauerarbeit machen, um zu verstehen, was Trauer bedeutet, denn Trauer ist viel mehr als Traurigkeit.

> »Trauer ist nicht etwas, das wir möglichst schnell abarbeiten, erledigen oder loswerden sollen. Sondern sie ist ein intensives Gefühl, das dich (und alle anderen Menschen) in der einen oder anderen Form durch das ganze Leben begleitet. Andererseits hat tiefe Trauer auch eine positive Seite. Wenn du das erlebt und durchgestanden hast, weißt du ganz genau, dass dich nichts mehr unterkriegen kann.« (Caspers, 2020, S. 230)

Verluste und Abschiede kennen wir alle; sie begleiten uns und wir gehen unterschiedlich mit diesen Erfahrungen um. Da geht es um den Tod von geliebten Menschen; von Großeltern und Eltern, Freunden, Geschwistern, Verwandten oder sogar eigenen Kindern. Auch das Betrauern von früh in der Schwangerschaft verstorbenen Kindern oder von Kindern, die tot auf die Welt gekommen sind, gehören dazu. Ebenso das eigene Haustier zu betrauern nimmt Platz in einer Familie ein. Meistens ist es für Kinder die erste Begegnung mit dem Tod und/oder der Trauer. Es geht auch um die Trennung von Partner*innen, das Ende vom Verliebtsein oder das Loslassen von in sich erstarrten Partnerschaften.

Und es geht um das Ende von Lebensabschnitten: Zum Beispiel geht es um den Übergang der Jugendzeit ins Erwachsenwerden, wenn man sich von den eigenen Eltern löst, sich von ihnen unabhängig macht und die Verantwortung für sein eigenes Leben spürt. Oder um die Erfahrung, selbst Mutter oder Vater zu werden, das ungebundene Leben einzutauschen gegen den Rhythmus, den ein Kind mitbringt. Später folgt das Ereignis, die Kinder gehen lassen zu müssen, vergleichbar mit dem Moment des eigenen Auszugs aus dem Elternhaus, nur dass man jetzt auf der anderen Seite der Tür steht und ein leeres Haus hinter sich hat.

Auch die Wechseljahre bringen Abschiede mit sich. Es kommt die Gewissheit, nie mehr leibliche Kinder bekommen zu können. Für manche ist das eine Erleichterung, für andere eine tiefe Erschütterung. Für viele ist es etwas dazwischen, es bleibt Trauer zurück für einen zu Ende gehenden Lebensabschnitt. Ebenso für Männer ist diese Lebensphase, die sogenannte Midlifecrisis, mit körperlichen und psychischen Veränderungen verbunden. Es gibt Männer, die sich erschöpft fühlen und in Depressionen verfallen, wenn sie auf ihr Leben zurückblicken und sich wünschen, sie hätten andere Entscheidungen getroffen, für die es nun zu spät ist; oder Männer, die sich aus einer langjährigen Beziehung lösen und einen deutlich jüngeren Menschen suchen.

Ein anderer Trauerprozess kann es sein, sich vom Berufsleben zu verabschieden und sich die Frage stellen zu dürfen, worüber man sich nun definieren möchte. Vielleicht stellt sich die Frage, wie sich mit der vielen freien Zeit umgehen lässt. Und eine Rolle für den Trauerprozess spielt sicher auch, ob es meine Entscheidung war, die Arbeitsphase zu beenden, oder ob ich zur Rente genötigt wurde.

Und was macht es mit einem, sich von Lebensträumen zu verabschieden, wie dem Studium, das man nicht mehr machen wird, der Fußballkarriere, die nicht erreicht werden kann? Wie gehe ich mit der

Begrenztheit der eigenen Fitness um, die mit den Jahren immer deutlicher wird?

> *Wann, glauben Sie, haben Sie zum ersten Mal bewusst die Vergänglichkeit des Lebens gespürt? Vergegenwärtigen Sie diesen Moment und erinnern sich an ihre Gedanken und Gefühle.*

Bei meinem Kind beobachtete ich es im Alter zwischen 4 und 5 Jahren, als es im Naturkundemuseum hinten in der Vitrine einen toten Spatzen sah. Es war tief bekümmert, weinte bitterlich und ließ sich gar nicht trösten. Aus heutiger Sicht denke ich: Ihm wurde bewusst, dass es den Tod gibt. Ein paar Minuten später lief es in den nächsten Ausstellungsraum und sah sich interessiert und unbeeindruckt die Skelette der Dinosaurier an. »Trauerpfützen« nennt man das bei Kindern. Sie haben die Fähigkeit, in die Trauer hineinzuspringen und wieder hinaus, so wie sie auch mit Gummistiefeln in eine Pfütze springen, es laut aufplatschen lassen und wieder hinaushüpfen. Was für eine tolle Eigenschaft von Kindern, manchmal so wunderbar unbedarft mit dem Tod umgehen zu können!

Uns Erwachsenen fällt es oft schwerer, mit Trauer umzugehen. Ganz besonders deutlich wird das beim Umgang mit dem Tod. Ich erlebe, dass das Thema Tod ein Tabu ist, über das sich nicht so einfach reden lässt. Es ist wie eine Sprachlosigkeit, die sich ausbreitet, weil wir es nicht gelernt haben, über Tod und Trauer zu reden. Erst dann, wenn jemand verstorben ist, müssen wir uns damit auseinandersetzen und suchen nach haltgebenden Menschen oder Bräuchen. Ansonsten wird das Thema aus dem Alltag möglichst ausgeklammert. Es mangelt uns an hilfreichen Ritualen, die es uns erleichtern, den Einstieg ins Thema zu finden. Denn es ist gar nicht so einfach, die richtige Gelegenheit zu finden, um über den Tod ins Gespräch zu kommen.

Ich habe in meiner Arbeit als Supervisorin unter anderem ehrenamtliche Sterbe- und Trauerbegleiter*innen betreut. Das waren Menschen, meistens bereits im Rentenalter, die oft aufgrund unschöner Erfahrungen mit dem Sterben von nahen Verwandten beschlossen hatten, zukünftig Sterbende würdevoll bis zu deren Tod zu begleiten und deren Zugehörigen zur Seite zu stehen. »Die eigene Erfahrung mit dem

Tod verändert einen Menschen, ob man das möchte oder nicht«, sagten sie mir. Manchmal wirft diese Erfahrung Sinnfragen auf, z. B. dazu, wie man sein Leben gestalten möchte, ob man etwas verändern will, was wichtig ist und was nicht mehr. Bei den meisten dieser Ehrenamtlichen entstand nach der Begegnung mit dem Tod der Wunsch, eine Ausbildung in Sterbebegleitung zu machen. Es erstaunte mich am meisten, dass es in der Gruppe so einfach war, über den Tod und das Sterben zu reden. Die Menschen strahlten eine große Selbstverständlichkeit und Offenheit aus, so dass ich häufig ganz ergriffen und nachdenklich aus der Supervisionssitzung herausging. Die Gruppe beschäftigte nicht die Angst vor dem Tod, sondern sie tauschten sich über gut gelungene oder schwierige Sterbeprozesse aus und wie sie nachwirkten. Sie besprachen sich, wie sie am besten mit Sterbenden in Kontakt treten konnten, wie sie mit den Ängsten und Fragen von Zugehörigen umgehen konnten, oder redeten über die desolate Pflegesituation in den Heimen. Ihnen allen war es wichtig, das Thema Tod ins Leben zu integrieren. Ich habe sonst nie so entspannt und empathisch über den Tod reden hören wie dort. Das hat mich sehr berührt.

Chris Paul, Trauerbegleiterin und Autorin, auf die ich in den nächsten Kapiteln immer wieder verweisen werde, beschreibt, dass die menschliche Seele eine Art Programm entwickelt habe, die uns helfe, mit Verlust umzugehen und das eigene Weiterleben zu ermöglichen. Sie nennt es den Trauerprozess (Paul, 2018, S. 9). Dieser Prozess ermöglicht es uns, Abschied zu nehmen und in ein anderes, verändertes Leben weiterzuziehen. Das braucht Zeit. Und jede einzelne Person hat ihre ganz individuelle Art, Trauerwege zu gehen.

Damals, zu Zeiten meiner Oma, gab man den Trauernden dafür ein Jahr. Hinterbliebene trugen in der Zeit schwarze Kleidung, als äußeres Zeichen, dass sie trauerten und möglicherweise noch Schonung brauchten, wie einen Schutzmantel. Vielleicht kam dieser Brauch aus dem unbewussten Wissen heraus, dass es eben ein Jahr braucht, um die »ersten Male«, wie Geburtstag, Weihnachten oder Urlaub, ohne die Verstorbenen zu erleben und durchzustehen. In der heutigen Gesellschaft erleben manche Menschen ihre Umgebung ungeduldiger und mit der Einstellung, dass das mit der Trauer nach ein paar Wochen vorbei sein sollte. Andere möchten keine »Schonfrist«, sie wollen wieder

Arbeiten gehen und in gewohnte Abläufe zurückkehren. Sie leiden eher darunter, dass das Gegenüber nicht weiß, wie man mit jemandem reden oder umgehen soll, der noch in Trauer ist.

Chris Paul (2015) erzählt in einem Interview bei »Hope TV« (hopechannel.de), dass Trauer nicht das Problem sei, sondern die Lösung. Sie sei der Schlüssel, wieder ins Leben zu finden. Trauer ist keine Krankheit, sie kann aber zu Krankheit führen, wenn sie keinen Platz findet, sich auszudrücken. Dann können aus Seelenschmerzen Körperschmerzen werden, so sagt es Chris Paul. Diese können sich ganz unterschiedlich äußern, z. B. als muskuläre Verspannungen im Rücken, als Migräne, vielleicht als Magenschmerzen oder als etwas völlig anderes. Der Körper findet seinen Weg, sich auszudrücken. Allerdings bringen wir manchmal die Zeichen, die sich der Körper nach jahrelangem Ignorieren der Trauer überlegt, um endlich Gehör zu finden, nicht mehr mit dem Verlust in Verbindung.

In meinem Studium vor ca. 30 Jahren unterrichtete man das Modell der »fünf Phasen der Trauer« nach Elisabeth Kübler Ross (2018). Sie zeichnet das Bild einer zu besteigenden Treppe, die einen Anfang und ein Ende hat und dazwischen Aufgaben, die zu bewältigen sind. Die Stufen des Trauerweges benennt sie folgendermaßen:

- Nicht-Wahrhabenwollen
- Zorn
- Verhandeln
- Depression
- Zustimmung

Manchmal werden die Stufen nacheinander bestiegen, manchmal können auch einige übersprungen werden oder man kehrt noch einmal zu einer Trauerstufe zurück. Wenn man diese Phasen durchlaufen hat, sollte die Trauer beendet sein.

5.2 Die sechs Trauerfacetten

Die Trauerbegleiterin Chris Paul (2018, S. 11) schreibt zum Trauerprozess: »Wenn Sie bisher dachten, der Trauerweg sei wie ein schnurgerader Hürdenlauf, bei dem Sie von einem Startpunkt aus in gerader Strecke auf ein Ziel loslaufen, dann verabschieden Sie dieses Bild bitte.« Sie sieht die Trauer als eine Spirale oder ein Labyrinth an, da sie ihre Kreise mit immer wiederkehrenden Fragen und Aspekten zieht. Wie bei einem langen Marathonlauf, der in etlichen Schleifen durch eine Stadt führt. Jeder Mensch läuft in seinem eigenen Tempo. Und die eigene Gangart kann sich verändern; mal ist sie schwer und kraftlos, dann wieder leichtfüßig, mal weiß man nicht, wie der nächste Schritt gelingen soll, dann kann es wieder einen Energieschub geben. Auch der Blick kann sich wandeln. Nimmt man am Anfang vielleicht die Außenwelt gar nicht wahr, so kann es bei der nächsten Runde sein, dass man die anderen Menschen sieht, die am Rande stehen und einem einen Becher Wasser reichen oder ein Stück mitlaufen.

Diese wiederkehrenden Fragen oder Aufgaben nennt Chris Paul (2018, S. 11) die sechs Trauerfacetten, die ich in den folgenden Unterkapiteln näher erläutere:

- Überleben
- Wirklichkeit
- Gefühle
- Sich anpassen
- Verbunden bleiben
- Einordnen

Das sind die Themen, die der Trauerprozess für uns bereithält und denen wir auf unserem Trauerweg begegnen. Sie vergleicht es mit dem Blick durch ein Kaleidoskop mit sechs verschiedenen Farben. Jede Farbe steht für eine Trauerfacette. Manchmal ist eine Farbe dominant, manchmal mischen sich zwei oder drei, und dann kann es sein, dass alle Farben auf einmal zu sehen sind. Manchmal haben Trauernde es also mit einer Aufgabe zu tun, manchmal mit mehreren gleichzeitig. Das ist die Anstrengung, die Trauernde erleben.

Wie ich mit Hilfe dieses Modells der Trauerfacetten gearbeitet habe, möchte ich am Beispiel von Frau F. vorstellen.

Frau F. suchte mich vor einigen Jahren in der Beratungsstelle auf. Sie war Anfang 40 und führte ihre eigene Bar in einem kleinen Ort. Sie lebte zusammen mit ihrer Frau in einer Stadt und pendelte fast täglich 60 Kilometer zwischen ihrem Arbeitsort, der auch ihr Heimatort war, und der gemeinsamen Wohnung. Sie berichtete, dass sie seit dem Tod ihrer Mutter vor fünf Jahren immer mehr Alkohol konsumiere. Sie trinke nicht täglich, komme aber an manchen Tagen auf zwei Flaschen Wein.

Ich fragte sie, was ihre Vermutung sei, warum sie in diesen Mengen trinke.

Frau F.: »Ich kann die runterziehenden Geschichten von meinen Gästen in der Kneipe nicht mehr hören. Da geht's die ganze Zeit darum, wie anstrengend der Job ist, wer welche ekligen Krankheiten hat oder wie beschissen einer sein Leben findet. Eigentlich will ich diese Arbeit nicht mehr machen. Aber mein Vater arbeitet ab und an bei mir. Ich habe die Bar von ihm übernommen. Ich kann doch nicht nach dem Tod meiner Mutter ihr gemeinsames Lebenswerk verkaufen? Ich fühle mich für ihn verantwortlich. Wissen Sie, das Haus meiner Eltern hat eine Einliegerwohnung, dort habe ich von jeher mein eigenes Reich. So kann ich nach der Arbeit, wenn ich nicht zu meiner Frau fahren kann, hier übernachten. Außerdem schaue ich jeden Tag nach ihm, bevor ich die Kneipe aufschließe.«

Ich: »Und was hat das mit dem Trinken zu tun?«

Frau F.: »Es ist alles zu viel. Ich habe die Kneipe, Verantwortung für meinen Vater, Streit mit den Brüdern wegen der Erbschaft und zu wenig Zeit für meine eigene Beziehung.«

Ich: »Das hört sich sehr danach an, als ob Sie dieses Hin und Her innerlich zerreißt.«

Frau F.: »Ja, wenn alles zu viel wird, betrinke ich mich einfach nur.«

Ich: »Wie würden Sie das Verhältnis zu Ihrem Vater beschreiben?«

Frau F.: »Es war nie so besonders gut. Er ist ein harter Mann und hat meine zwei Brüder immer bevorzugt. Ich habe die Kneipe nur bekommen, weil meine Brüder sie nicht wollten und weggezogen sind.«

Ich: »Wollten Sie denn die Kneipe übernehmen?«

Frau F.: »Ich hatte nicht viel darüber nachgedacht. Arbeit zu finden ist auf dem Dorf nicht einfach. Die Kneipe lief gut, meine Mutter brauchte mich und bat darum, dass ich sie weiterführe. Das ist so ein Familienunternehmen. Man erbt sowas.«

Ich: »Welche Beziehung hatten Sie zu Ihrer Mutter? Und wie ist sie eigentlich gestorben?«

Frau F.: »Ich rede nicht gerne darüber. Es tut immer weh. Ich versuche es mal. Meine Mutter hatte mit 60 Jahren einen Schlaganfall. Es kam wie aus dem Nichts. Ich habe sie gefunden und den Notarzt geholt. Die haben sie in die Klinik gebracht und dort ist sie verstorben. Die Bilder lassen mich nicht mehr los. Ich vermisse meine Mutter sehr. Manchmal ist es, als sitze sie noch immer neben mir, dabei ist es doch schon so lange her.«

Ich: »Das muss sehr erschütternd für Sie gewesen sein.«

Frau F.: »Ja, aber ich hätte nichts tun können, das sagten mir zumindest die Rettungssanitäter.«

Ich: »Was meinten Sie damit, als Sie vorhin sagten, dass Ihre Mutter sie brauchte?«

Frau F.: »Meine Mutter war immer für mich da und hat mich verteidigt, wenn mein Vater mal wieder unzufrieden mit mir war oder die Schule schlecht lief oder meine Brüder mir auf die Nerven gingen. Das vergesse ich ihr nie. Aber auf der anderen Seite redete sie mit mir ständig über ihre Ehekonflikte, schon als Kind. Sie wurde auch immer depressiver, zog sich zurück, hatte Phasen, wo sie das Bett nicht verlassen wollte, nicht essen konnte. Dann sagte sie mir, dass ich sie nicht allein lassen könnte.«

Ich: »Das hört sich ganz nach einer Zwickmühle an.«

Frau F.: »Ja, ich hatte auch das Gefühl, sie nicht verlassen zu dürfen. Ich bin erst nach Ihrem Tod ganz zu meiner Partnerin gezogen.«

Ich: »Was vermuten Sie, wozu könnte es wichtig sein, dass Sie weiterhin pendeln und Ihren Heimatort nicht ganz verlassen, so wie Sie es ja aktuell tun?«

Frau F.: »Da ist einerseits die Verantwortung für meinen Vater und andererseits fühle ich mich dort immer noch verbunden mit meiner Mutter.«

Ich: »Ist Ihr Vater ein alter gebrechlicher Mann?«

Frau F.: »Nein, er ist, wie sagt man, ein ziemlich rüstiger Rentner, der immer schlecht gelaunt ist.« (Sie lacht zäh auf.)

Ich: »Also benötigt er Ihre tägliche Fürsorge gar nicht?«

Frau F.: »Nein, aber trotzdem.«

Ich: »Und was verbindet Sie mit dem Ort mit Ihrer Mutter?«

Frau F.: »Die Einliegerwohnung habe ich mit ihr zusammen renoviert und eingerichtet. Es erinnert dort alles an sie. Auch wurde in diesem Haus nichts umgeräumt. Es ist, als ob sie noch anwesend ist.«

Ich: »Ich verstehe: Das ist der Ort, wo Sie Ihre Mutter ganz nah bei sich haben können?«

Frau F.: »Ja.«

Ich fragte Sie, ob sie sich die Zeit genommen habe, den Tod ihrer Mutter zu betrauern. Das verneinte sie. Nein, sie habe es über die Jahre verdrängt, keine Zeit gehabt für die Trauer.

Ich lud sie ein, sich bei mir Zeit für ihre Trauer zu nehmen. Sie zögerte, sie hatte Angst, dass sie dann bei mir völlig zusammenbrechen würde. Ich sagte ihr, dass ich schon mit vielen Menschen über den Tod geredet hätte und noch niemand zusammengebrochen sei. Manche weinten, manche brauchten eine Pause und mussten erst einmal eine rauchen gehen – aber was wäre schlimm daran? Ich bat sie, darauf zu achten, wenn es ihr zu viel werden würde. Dann solle sie mir ein Zeichen geben und wir würden das Thema wieder ruhen lassen.

Sie erzählte daraufhin, dass sie nach dem Tod ihrer Mutter nur gearbeitet habe. Sie habe erst die Beerdigung und alles drum herum organisiert. Dann habe sie für ihren völlig verstörten und tief verunsicherten Vater da sein müssen. Ihre Brüder hätten nicht in der Nähe gewohnt und seien nach der Beerdigung wieder verschwunden. Es habe so ein unausgesprochenes Gesetz gegeben, dass *sie* sich kümmern muss. Sie habe dann die Kneipe allein geführt. Es habe nur eine Küchenkraft gegeben und ihren Vater, der sauber machte oder am Tresen einsprang. Aber er habe sich fast komplett zurückgezogen. Auch damit sei sie allein.

Kurz nach dem Tod der Mutter redete sie immer mit ihr am Grab. Oft sah sie ihre Mutter neben sich sitzen oder durch den Garten gehen. Natürlich sei sie es nicht wirklich gewesen, sie wisse, dass ihr Verstand ihr einen Streich spielte, einen üblen. Manchmal hatte sie Angst, langsam verrückt zu werden. Der Alkohol half beim Einschlafen. Mit ihrer Frau wollte sie darüber nicht reden. Wenn sie bei ihr war, wollte sie die andere Welt ihrer Familie nicht mehr dabeihaben. Ich fragte sie, ob ich ihr etwas über die Trauer und die Trauerfacetten erzählen dürfte.

Überleben. Manchmal ist der Verlust so überwältigend, dass man nicht weiß, wie man weiterleben soll. Manche sind wie erstarrt, können sich nicht bewegen und reagieren nicht auf Zuspruch von außen. Andere kommen in eine Art Aktivismus. Sie agieren nur noch, sind unruhig und kommen nicht zur Ruhe. Dieser Funktionsmodus ist erst einmal eine wichtige Fähigkeit, gerade wenn man sich und andere versorgen muss. Andere haben in dieser Phase den Wunsch, dem verstorbenen Menschen nachzufolgen, weil sie es für undenkbar halten, weiterleben zu können (zur Suizidalität → Kap. 8.6).

Diesen Wunsch hatte Frau F. nicht, aber ich habe es bei anderen Trauernden erlebt, dass sie in den ersten Tagen nach dem Tod eines sehr nahen Menschen diese Gedanken hatten. Die meisten lassen nach kurzer Zeit von diesem Gedanken wieder ab, weil sie erlebt haben, dass ihr Leben weitergehen kann, und sie, bei all den Schwierigkeiten, den Alltag und dessen Herausforderungen schaffen.

Chris Paul (2015) benutzt hierfür das Bild des Tunnels, an dessen Ende kein Licht ist. So fühlt es sich manchmal an, wenn der Verlust einen umfängt.

Als ich Frau F. von dem Bild des Tunnels und des Aktionismus erzählte, fühlte sie sich ganz gesehen. Ja, sie kenne dieses Funktionieren. Da habe sie sich gleich hineingestürzt und alles für die Beisetzung organisiert. Nach der Beerdigung sei das »Loch« so groß gewesen, dass sie sich in die Arbeit verkrochen habe. »Das war wirklich wie ein Tunnel, ich wollte nichts spüren, da war auch nichts.«
Ich: »Aber in diesem Tunnel gibt es Glanzpunkte. Vielleicht ein

Glühwürmchen oder einen schimmernden Stein. Und es lohnt sich, auf die Suche zu gehen nach diesen Glitzerpunkten. Was oder wer könnte das für Sie gewesen sein?«
Frau F. beschrieb, dass ihre Frau in der Zeit sehr fürsorglich ihr gegenüber gewesen sei, sie sei so ein Glanzpunkt gewesen. Damals habe sie das gar nicht so sehen können, heute sehr wohl. Auch ihr Koch in ihrer Bar sei wohl so ein Glitzerstein, der das Essen für die Trauerfeier zubereitete, damit sie sich nicht auch darum kümmern musste, oder die Nachbarin, die ihr beim Aussuchen des Sarges und der Blumengestecke geholfen habe.
Frau F.: »Ich glaube, ich bin immer noch in diesem Funktionsmodus und in diesem Tunnel.«
Ich: »Sind weitere Glanzpunkte in den Jahren dazugekommen? Fühlt sich die Facette »Überleben« noch genauso an, wie vor fünf Jahren?«

Erinnern Sie sich, werte Lesende, an die Schleifen, die Trauer zieht? Schleifen oder Kreise, wie bei einem Lauf, der mehrfach durch gleiche Gegenden zieht. Meine Frage zielt darauf, zu erkennen, was sich bereits auf dem Trauerweg verändert hat.

Frau F.: »Ich bin noch im Funktionieren, aber ich bekomme es heute immerhin mit und nehme mir manchmal meine Auszeiten. Und der Tunnel ist nicht mehr ganz so dunkel. Ich kann oft lachen oder mache Dinge, die mir guttun. Aber es überkommt mich immer wieder, da sitze ich heulend in dieser Dunkelheit und nichts glitzert.«
Ich: »Was hilft Ihnen denn in diesen schweren Momenten?«
Frau F.: »Musik hilft, sie tröstet mich und holt mich da wieder raus. Manchmal auch die Arbeit, so ganz routinemäßige Sachen, wo ich nicht nachdenken muss: Gläser spülen, sauber machen, so was eben. Manchmal ziehe ich mir einfach die Decke über den Kopf und schlafe ein. Manchmal betrinke ich mich.«

Wirklichkeit. Die Facette Wirklichkeit hat die Aufgabe, uns den Verlust begreiflich zu machen. Der verstorbene Mensch ist eben nicht »eingeschlafen«, auch nicht »auf einer Reise«, sondern tot. Das zu begreifen, benötigt Zeit. Frau F. beschrieb, dass sie ihre Mutter am Grab sah oder neben sich sitzend auf der Couch. Unser Verstand spielt uns keinen Streich, sondern er lernt, zu begreifen, dass der Mensch nicht mehr anwesend ist und auch nicht mehr wiederkommt. Jedes Mal, wenn Frau F. ihre Mutter sieht und dann erkennen muss, dass sie es nicht ist, begreift der Verstand, dass der Verlust real und nicht umkehrbar ist. Frau F. ist also nicht verrückt, so wie sie es befürchtet hat. Die Facette Wirklichkeit macht ihre ganz gesunde Arbeit.

Um das zu begreifen, sind Rituale hilfreich. Manche Hinterbliebenen berühren den oder die Verstorbene noch einmal, um mit den Händen zu »begreifen«, dass ein toter Körper sich anders anfühlt als ein lebender. In dem Hospiz, das ich kennenlernen durfte, öffnete man im Zimmer des Verstorbenen das Fenster, damit die Seele ihren Weg hinausfindet. Und es wird eine Kerze angezündet. Wichtig ist auch das Ritual der Beerdigung, bei der ein Körper oder dessen Asche der Erde anvertraut wird. Ein sichtbares Erlebnis, dass das Leben hier zu Ende gegangen ist. Daran schließt sich der sogenannte Leichenschmaus an, bei dem gemeinsam getrauert wird, wo bei gutem Essen und Trinken Geschichten über die Verstorbenen ausgetauscht werden. Für manche ist dieses Fest unwirklich oder aufgesetzt, für andere ist es ein gemeinsames Gedenken. Nicht jedes Ritual ist für alle hilfreich. Aber man kann sich den Brauch auswählen, der sich passend anfühlt.

Die Facette der Wirklichkeit lässt uns die ganze Ohnmacht angesichts der Endgültigkeit spüren. Man kann nichts mehr machen, es gibt keine Umkehr für dieses Ereignis Tod. Mit Hilflosigkeit umzugehen und sie aushalten zu können, ist eine der großen Aufgaben bei dieser Facette.

Wie könnte ich es moralisch verurteilen, wenn sich jemand in diesem Zustand betäubt, weil er oder sie diesen Verlust nicht aushält? Es ist in Ordnung. Aber sich zu betäuben, egal ob mit Schlaftabletten, Antidepressiva oder Alkohol, verkürzt nicht die Trauerzeit, es verlängert sie leider eher, weil der Trauer keinen Platz gegeben wird. Statt zu bewerten geht es eher um die folgenden Fragen: Was oder wer könnte sonst noch helfen? Was braucht der Mensch, um diese Situation der Hilflosigkeit aushalten und durchstehen zu können? Als Außenstehende ist es hilfreich, Zuversicht zu geben, dass es besser wird mit der

Zeit, auch wenn die Trauernden, so wie Frau F., immer wieder im tiefschwarzen Tunnel sitzen und kein Licht sehen.

*Liebe Lesende, vielleicht haben Sie auch schon die Erfahrung gemacht, dass bei Trauer die Zeit für uns arbeitet. Wie haben Sie es erlebt? Was war damals für Sie hilfreich? Ab wann wurde der Trauerweg leichter für Sie? Diesen Wissensschatz dürfen Sie Ihren Klient*innen oder Ihren Zugehörigen ganz behutsam und klar weiterreichen.*

Gefühle. Wie ich an früherer Stelle im Text erwähnte, ist Trauer weitaus mehr als Traurigkeit. Trauer kann sich in der ganzen Palette der Gefühle zeigen, wie Sehnsucht, Liebe, Wut, Angst, Ohnmacht, Hilflosigkeit, Peinlichkeit, Erleichterung und Scham. Auch hier zeigt sich die Scham als Schutzmantel für die Würde. Sie kommt, wenn Trauernde ihrer Hilflosigkeit begegnen und sich verloren fühlen und ihnen quasi der Boden unter den Füßen wegbricht. Oder wenn sie wütend werden und Schuld verteilen auf sich selbst, auf den verstorbenen Menschen, auf die Ärzt*innen, auf Freund*innen und Verwandte.

Ich habe Zugehörige erlebt, die erleichtert waren über den Tod des geliebten Menschen, weil er lange an einer Krankheit gelitten hatte und für die Zugehörigen die Pflege und das Ertragen des Leids über deren Kräfte gegangen war. Gleichzeitig fühlten sie sich sehr beschämt darüber, den Tod herbeigesehnt zu haben.

Die Angst spielt eine große Rolle in der Trauerzeit, z. B. die Angst, allein zu bleiben und die Einsamkeit aushalten zu müssen. Existentielle Ängste, wenn man zurückbleibt mit kleinen Kindern und die finanzielle Situation sich verändert. Die Angst vor dem eigenen Tod und vor der Auseinandersetzung mit der eigenen Sterblichkeit und den Fragen, die sie mit sich bringt, z. B. ob man das Leben gelebt hat, das man wollte.

Manche Menschen fühlen sich wie überschwemmt von all diesen Gefühlen, als ob sie in einer Gefühlssuppe schwimmen und drohen, darin unterzugehen. Dann legt der Körper oder die Seele eine Pause ein und schließt alle Gefühle ein.

Vielleicht kennen Sie Beerdigungen, wo nahe Angehörige keine Miene verziehen, sondern wie hinter einer Maske anwesend sind. Oder vielleicht ist es Ihnen selbst so gegangen und Sie haben sich gefragt, warum Sie nicht weinen konnten wie die anderen Trauergäste. Die Trauer sucht sich ihren eigenen Weg. Es gibt auf dem Trauerweg kein Richtig oder Falsch. Jeder und jede trauert in ihrer eigenen Art und Weise.

Frau F. erlebte einen Trennungsschmerz, der verbunden war mit Einsamkeit und Ohnmachtsgefühlen. Sie kannte die Gefühlssuppe und die Gefühlspausen. Sie kannte die Traurigkeit, die begegnete ihr oft. Manchmal kam sie mit einem Lied angeflogen, manchmal, wenn sie Fotos anschaute, und manchmal kam die Traurigkeit einfach wie aus dem Nichts hervor. Frau F. spürte auch die tiefe Verbundenheit zu ihrer Mutter und die Wut auf sich selbst, dass sie den Tod nicht hatte verhindern können. Dann kam die Schuld, die ihr zuflüsterte: »Was wäre, wenn du eher nach Hause gekommen wärest, dann hättest du deine Mutter retten können.«

Ich als Therapeutin habe aus vielen Gesprächen gelernt, die Schuld bei meinen Klient*innen nicht mehr wegreden zu wollen. Ich lasse sie stehen, wie sie mir erzählt wird. Denn auch Schuld hat einen Sinn und eine Aufgabe. Außerdem nützt es nichts, Schuld jemandem ausreden zu wollen. Im Fall von Frau F. hätte ich insistieren können: »Sie haben keine Schuld am Tod ihrer Mutter, sie hätten nichts tun können.« Und Frau F. hätte vielleicht darauf geantwortet: »Doch, natürlich habe ich Schuld. Ich hätte nicht noch beim Bäcker heranfahren sollen.« Was von außen betrachtet meiner Logik widerspricht, kann im Inneren von Frau F. durchaus Sinn ergeben. Mehr dazu erkläre ich im Kapitel 7.

Sich anpassen. Diese Facette befasst sich damit, sich mit der Umgebung auseinandersetzen zu müssen. Für Menschen, die Verluste erlebt haben, ist die Welt in unterschiedlichem Ausmaß eine andere geworden. Nahestehende Menschen sind mit ihren eigenen Trauerwegen beschäftigt, manchmal berühren sich die Wege, manchmal verlaufen sie eine Weile nebeneinander her oder gehen auseinander. Freund*innen oder Bekannte, die eher weiter außen stehen und deren Welt sich nicht verändert hat, sind vielleicht unsicher und gehen auf Abstand, andere fragen nach dem Befinden und bieten ihre Hilfe an. Für die Trauernden heißt es, mit unterschiedlichen Reaktionen der Umwelt umgehen zu müssen. Und sie müssen sich den Veränderungen in ihrem Leben anpassen. Da muss der Alltag neu organisiert werden. Aufgaben, die vielleicht sonst der Partner oder die Partnerin übernommen hat, müssen nun ohne sie getan werden. Vielleicht steht ein Umzug an. Es muss bedacht werden, was die Kinder in der Trauerzeit benötigen und wie man Weihnachten oder Geburtstage nun feiern soll. Sich anpassen ist auch immer wieder ein Abwägen zwischen dem, was man denkt, was von einem gesellschaftlich erwartet wird, und dem, was man selbst für sich möchte und wie es sich richtig anfühlt. Das bedarf viel Kraft, Geduld und eine innere Erlaubnis, dass man sich die Zeit nehmen und die eigenen Entscheidungen treffen darf.

Mit Frau F. habe ich länger darüber geredet, wie sie ihre Brüder dafür gewinnen kann, ebenso für den Vater da zu sein wie sie. Sie sprach von einem unausgesprochenen Gesetz, dass *sie* diejenige ist, die sich um den Vater kümmern muss. Das hinterfragte ich. Wer hat dieses Gesetz beschlossen? Hat sie dem zugestimmt? Wir überlegten zusammen, welche Aufgaben sie gerne beibehalten möchte, welche sie an die Brüder abgeben würde und welche der Vater noch gut selbst übernehmen könnte.

Sie nahm Kontakt zu den Geschwistern auf und besprach mit ihnen ihre Vorschläge. Dann wurde der Vater involviert und mit ihm zusammen überlegt, was er an Hilfe benötigt und was nicht. Für Frau F. war es der Weg, wieder aus der Hilflosigkeit und Überforderung herauszukommen und ihre eigene Wirksamkeit zu spüren.

Frau F. beschrieb außerdem, dass sie darunter litt, dass ihr Menschen aus dem nahen Umfeld kurz nach dem Tod der Mutter auf einmal anders begegneten. Sie sei von Bekannten nicht mehr gegrüßt worden oder die Nachbarn hätten weggeschaut, wenn sie sich begegneten.

Kennen Sie das, liebe Zugehörige, dass Sie sich gegenüber trauernden Menschen anders verhalten, als Sie es gewöhnlich tun würden? Wenn man Trauernden begegnet, verbringt man zu viele Gedanken damit, die richtigen Worte finden zu wollen, um das Beileid auszudrücken. Man sucht in Suchmaschinen nach treffenden Beileidsbekundungen für die Trauerkarte. Für Trauernde ist es irritierend, wenn ihnen nicht mehr normal begegnet wird. Wie wäre es, wenn Sie ausdrücken, was Sie empfinden? Trauernde legen keinen Wert auf perfekte Worte. Sie haben gerade erlebt, dass das Leben nicht perfekt ist. Vielleicht könnten Sie sagen: »Ich bin erschüttert, dass dein Vater verstorben ist, es tut mir wirklich leid« oder »Ich habe überhaupt keine Idee, was ich dir sagen kann. Du sollst nur wissen, dass ich an dich denke. Magst du vielleicht heute zum Kaffee zu mir kommen? Ich kann auch zu dir kommen, wenn es dir lieber ist«.

Verbunden bleiben. Es gibt die Ansicht, die Verstorbenen loslassen zu müssen, damit man sich wieder dem Leben zuwenden kann. Chris Paul (2015) ersetzt das Loslassen mit dem Bild des Ziehenlassens. Wenn man Menschen ziehen lässt, darf man sie in Erinnerung behalten. Wie möchte man diesen Menschen in seinem Bewusstsein bewahren? Welchen Platz möchte man ihm zuweisen? Welche Erinnerungen sollen bleiben? Welche möchte man aufgeben?

Mit Frau F. überlegte ich, wie sie ihre Mutter in Erinnerung behalten konnte, auch außerhalb des Elternhauses. Welche Erinnerungsstücke würde sie gerne mitnehmen? Welche dürften zurückbleiben? Frau F. entschied sich, einen schönen Karton mit Erinnerungsstücken zu füllen. Sie legte das Lieblingstuch ihrer Mutter hinein, dazu ein Weinglas aus Bleikristall, aus dem sie gerne zu besonderen Anlässen getrunken hatte, die Sammeltasse, die in der Vitrine im Wohnzimmer stand, und noch andere Dinge, die sie mir nicht mitteilte. Diese Kiste nahm sie mit in ihre Wohnung, in der sie mit ihrer Frau lebte, zeigte ihr den Inhalt und teilte mit ihr die Erinnerungen. Die Welt ihrer Mutter und die ihrer Partnerin durften jetzt zusammenkommen. Nach diesem Schritt konnte sie die Einliegerwohnung aufgeben und verkaufte das Familienunternehmen, die

Kneipe. Ihr Vater war damit einverstanden, nachdem sie ihm ihren Entschluss mitgeteilt hatte. Sie vereinbarten, dass sie ihn jedes zweite Wochenende besuchen würde und sie dazwischen miteinander telefonieren würden.

Einordnen. Als letzte Facette des Trauerprozesses steht das Einordnen des Todesfalls. Wie gebe ich dem Tod oder dem Verlust einen Sinn? Welche Bedeutung soll er für mich und mein Leben haben? Welche Glaubenssätze möchte ich überdenken? Welche möchte ich beibehalten?

Liebe Lesende, kennen Sie das, dass Sie nach einem Verlust sich auf einmal Fragen gegenübersahen, die Sie sich vorher noch nicht gestellt hatten? Haben Sie neue Entscheidungen für sich getroffen? Haben Sie vielleicht einigen Lebensbereichen eine andere Bedeutung gegeben als davor?

Frau F. überlegte, welche Ansichten und Erwartungen, die sie von ihrer Mutter übernommen oder übertragen bekommen hatte, sie gerne weitertragen und welche sie ablegen wollte. Sie konnte sich davon verabschieden, weiterhin Verantwortung für die Familie zu tragen. Sie beschloss, sich mehr Zeit für ihr eigenes Leben zu nehmen. Wir verabschiedeten uns voneinander. Der Alkohol spielte in den letzten Wochen vor unserem Abschied keine Rolle mehr.

Schlussworte. Der Tod ist nur ein Anlass, um einen Trauerweg zu begehen. Die Trauerfacetten gelten aber genauso für all die anderen Lebensbereiche, die mit Verlust einhergehen. Ein Trauerweg muss nicht zu Ende gehen, er endet auch nicht damit, dass das, was zu betrauern ist, vergessen wird. Trauer stellt uns Aufgaben, die sich immer wieder viel zu schwer anfühlen können, die aber zu bewältigen sind, die sich im Laufe der Zeit leichter anfühlen werden und uns verändern können.

KAPITEL 6

Was hat Sucht mit Trauer zu tun? – Vom Umgang mit Ohnmachts-erleben und die Bedeutung von Übergangsphasen

Memento

Vor meinem eignen Tod ist mir nicht bang,
Nur vor dem Tode derer, die mir nah sind.
Wie soll ich leben, wenn sie nicht mehr da sind?

Allein im Nebel tast ich todentlang
Und laß mich willig in das Dunkel treiben.
Das Gehen schmerzt nicht halb so wie das Bleiben.

Der weiß es wohl, dem gleiches widerfuhr;
– Und die es trugen, mögen mir vergeben.
Bedenkt: den eignen Tod, den stirbt man nur,
Doch mit dem Tod der andern muss man leben.

(Mascha Kaléko, 1945/2017, o. S.)

Einmal angenommen, süchtiges Verhalten kommt gerne in Übergangsphasen zum Vorschein. In einer Übergangsphase passt das »alte« Leben nicht mehr und das »neue« ist noch zu vage und ungewiss. Man hängt irgendwie dazwischen.

Stellen Sie sich bitte vor, Sie haben ein Mobile, was sehr austariert von Ihrer Zimmerdecke herunterhängt. Und Sie würden eines dieser

Mobileanhänger nur ein Stück verschieben? Was passiert mit der Balance? Was verschiebt sich? Kommt alles in die Schräglage? Was müssten Sie bei den anderen Anhängern verändern, damit es wieder in die Waage kommt?

Wenn wir uns in einer Übergangphase befinden – und das könnten solche Zeiten sein, in denen wir besonders den Verlust von Menschen, Beziehungen oder vom Arbeitsplatz spüren – verändert sich etwas in der Stabilität unseres Lebensmobiles.

6.1 Das Lebensmobile

Wenn ein Kind den Schritt vom Kindergarten in die Schule macht, tritt eine neue Lebensphase ein. Vorher veränderte sich bereits das Lebensmobile des Kindes. Da wuchs vielleicht die Neugierde aufs Lesen- und Rechnenlernen und auch die Lust, unabhängiger zu werden, wie die großen Geschwister, die schon allein zur Schule fuhren. Zugleich gab es vielleicht Ängste, was alles in der Schule passiert und ob die eigenen Leistungen genügen werden, um dort mithalten zu können. Die Eltern haben vielleicht ähnliche Ängste. Das Mobile ist sichtlich in Bewegung gekommen.

Dann macht das Kind die Erfahrung, dass der Banknachbar ganz in Ordnung ist, die Lehrerin freundlich und zugewandt und dass eine Mitschülerin schon Bücher lesen kann. Die Eltern des Kindes hören sich seine neuen Erfahrungen an und vertrauen darauf, dass ihr Kind diesen Übergang schaffen wird. Und sie erinnern es daran, dass es ja auch in der Kita gut angekommen war und dort wichtige Freund*innen gefunden hatte. Sie bestärken es, dass es völlig in Ordnung ist, dass es noch kein Buch lesen kann, denn es hat Zeit, dass es das lernen wird, und sie freuen sich mit ihrem Kind, dass es sich bereits mit dem Banknachbarn angefreundet hat. Das Mobile verschiebt sich in Richtung Stabilität, die Erfahrungen aus der Kita dürfen bleiben, rücken vielleicht an den Rand und machen den neuen Erfahrungen aus der Schule Platz. Die Unterstützung der Eltern wird anfangs stärker sein, so lange, wie das Kind es gerade braucht, dann wird sein Wunsch nach Unabhängigkeit wieder wachsen. Seine Neugierde und seine Lust am Lernen werden ihm viel Gleichgewicht bringen. Je mehr Erfahrungen das Kind machen wird, den Übergang gut gemeistert zu haben und daran gewachsen zu sein, desto eher wird es das Mobile in die Balance bringen. Bei jeder nächsten Übergangsphase werden seine Erkenntnisse ihm helfen, sich bewusst zu machen, wie es bereits schwierige Situationen in seinem Leben geschafft hat. So wie die Erfahrung aus der Kita im Lebensmobile erhalten bleiben durfte, so kommen andere positive Erfahrungen im Laufe seines Lebens hinzu. Bewältigte Situationen lassen Kinder wachsen.

In einer einschneidenden Trauersituation gerät das Mobile aus dem Gleichgewicht. Wenn ein wichtiger Mensch stirbt, fühlt es sich so an, als wenn dieser aus dem Mobile herausgeschnitten wurde und das System in sich zusammenfällt. Situationen, in denen wir unserer Ohnmacht begegnen, machen fragil. Wenn wir in diesen Zeiten wohlwollende Unterstützung von verschiedenen Seiten bekommen, wenn wir Zugriff auf unsere positiven Lebenserfahrungen und Vertrauen in die eigenen Fähigkeiten haben, dann können wir uns stabilisieren und einen neuen Lebensabschnitt einleiten.

In einige solcher Übergangsphasen tauche ich in den Beratungsprozess ein – mit der Erlaubnis der Klient*innen. Nicht, um sie noch einmal aufzuwühlen, sondern um die Schwierigkeiten zu benennen und ihnen Wertschätzung zu geben. Ich lasse mir erzählen, was und wer dabei geholfen hat, diese schwierigen Phasen durchzustehen. Dadurch können neue Elemente an das Lebensmobile geknüpft werden, die sowohl die Verluste als auch all das, was wieder Stabilität gebracht hat, sichtbar machen.

Das Suchtmittel bewirkt eher, die Trauer und den Schmerz zu vernebeln und zu betäuben und den Fokus auf das Funktionieren oder das Aufgeben zu richten. Das Mobile erfährt eine Verschiebung zum »Ich muss« oder »Ich kann nicht«. Es wirkt dann wie eingefroren und nicht mehr schwingungsfähig. Der Blick auf die eigene Resilienz, mit Schmerz und Trauer umgehen zu können, wird allein auf die Wirkung des Suchtmittels verschoben. Das bringt eine künstliche, von außen erhaltene Stabilität, die irgendwann in sich zusammenfallen kann.

Wenn man sich in diesen krisenhaften Übergangszeiten mit Alkohol, Medikamenten, Drogen, Glücksspiel oder anderem betäubt, ist das wie ein Verharren in einem Dazwischen. Es passiert keine Entwicklung. Oder aus der Trauerperspektive betrachtet: Der Verlust des Vergangenen wird nicht betrauert.

Während der Gespräche in der Suchtberatung empfand ich es als nicht ausreichend, die Beratung zu sehr auf das Zukunftsgeschehen auszurichten, also Fragen zu stellen wie: Was soll sich verändern? Wofür könnte es sich lohnen, das Trinken aufzugeben? Und die Frage danach, was die Klient*innen in der vergangenen Zeit festhielt, was sie stagnieren ließ, brachte andererseits nicht genug Bewegung in den Lösungsprozess, sondern führte eher in eine Problemtrance hinein, verursachte Gedanken wie: »Es verändert sich ja doch nichts, immer werde ich rückfällig. Das bringt alles nichts.«

So entstand die Idee, mich der Erfahrung von Trauerbegleiter*innen anzunähern und zurückliegende schwierige und nicht integrierte Lebensabschnitte aus dem Blickwinkel des Verlustes zu betrachten. Oder anders gesagt: die Trauer in die Beratung einzuladen und ihr eine Stimme zu geben. In diesem Kapitel möchte ich wieder einige Erfahrungen meiner Arbeit weitergeben.

Herr A. war Rentner; er kam zu mir in die Beratung, weil sein jahrelanger Alkoholkonsum jetzt ein Ausmaß angenommen hatte, das seine Frau nicht mehr tolerieren wollte. Er trank täglich mehrere Flaschen Bier und eine halbe Flasche Wodka. Er war ein sehr gepflegter, intelligenter und gesprächsfreudiger Mann. Ich schaute mir mit ihm zusammen seinen Lebenslauf mit dem Fokus auf schwierige Lebensübergänge an.

Mit 17 Jahren musste er seine Handballkarriere als Torwart beenden. Er beschrieb sich als einen äußerst erfolgreichen Kader für die DDR-Oberliga, der übergangen wurde, weil die Familie seines Mitstreiters hohe politische Positionen belegte und dieser nur deshalb bevorzugt wurde.

Mit dem Fall der Mauer 1989 wurde auch seine berufliche Laufbahn als offizieller Mitarbeiter bei der Staatssicherheit beendet. Dieser gesellschaftliche Wechsel bedeutete für ihn, sich ethisch mit seiner Berufswahl auseinanderzusetzen und sich Vorwürfen und Beurtei-

lungen aus seinem Umfeld stellen zu müssen. Das hieß für ihn auch, dass er keine Anerkennung und Wertschätzung für seine damalige Tätigkeit erhalten würde. Seine frühere Tätigkeit wurde für ihn zu einem Tabu. Er vermied es, über sie zu sprechen.
In seinem 50. Lebensjahr verstarb sein Bruder an einem Gehirnkarzinom. Dieser war neben seiner Frau und seinen Kindern der wichtigste Kontakt in seinem Leben gewesen. Schließlich, zwei Jahre vor Renteneintritt, wurde er aus seiner letzten Arbeitsstelle nach zehn Jahren Betriebszugehörigkeit aufgrund von Einsparmaßnahmen entlassen.
Er verfiel in Depressionen und wurde über mehrere Monate in einem psychiatrischen Krankenhaus stationär behandelt. Nach seiner Entlassung erhöhte er seinen Alkoholkonsum. Er bemerkte, dass das Trinken ihn wieder funktionsfähiger machte und ihn aus der Antriebslosigkeit und der Leere herausholte. Und im Gegensatz zum Antidepressivum konnte er die Menge selbst bestimmen und kannte sich mit den Nebenwirkungen aus. Erst als die Nebenwirkungen des Trinkens nicht mehr tragbar für ihn geworden waren, suchte er die Beratungsstelle auf.

*Liebe Leser*innen, sicher kennen Sie solche Stolpersteine im Lebensfluss, die Ihnen das Leben in den Weg gestellt hat. Wurden Sie auch, wie bei Herrn A. beschrieben, mit Ihren Ängsten, Ihrer Wut und Hilflosigkeit in Lebenskrisen konfrontiert? Wie sind Sie diesen Gefühlen begegnet? Wie gehen Sie im therapeutischen Kontext mit Ihren eigenen als schwierig erlebten Gefühlen um? Wie stellen Sie diese dem therapeutischen Prozess zur Verfügung? Welchen Einfluss haben Ihre eigenen Erfahrungen auf Ihre therapeutische Arbeit?*
Und Sie, liebe Zugehörige, wenn Sie nicht die Sucht als Lösungsweg gewählt haben, was war für sie hilfreich? Was hat Ihnen dabei geholfen, mit Lebensblockaden umzugehen, welche Strategien haben Sie ausprobiert und wovon kann ein Ihnen nahestehender Mensch eventuell profitieren.

Bei Herrn A. war das Gefühl geblieben, dass er an diesen Hindernissen haften geblieben war. Das Bedauern über nicht vollzogene Lebensziele zog ihn immer wieder in die Vergangenheit: »Hätte ich doch nur, dann …« Oder: »Wenn X anders gelaufen wäre, dann …«

Verena Kast, eine bekannte Trauerbegleiterin und Autorin, schreibt in ihrem Buch »Trauer« dazu: »Die Trauerarbeit scheint mir dort gelungen zu sein, wo dem Finden immer wieder auch der Aspekt des Sich-trennen-Müssens, des Verlassen-Müssens folgt und wo diese Trennung akzeptiert wird.« (Kast, 2013, S. 79)

Herr A. und ich hatten uns die Facetten Überleben und Wirklichkeit (→ Kap. 5.2) näher angeschaut. Er erzählte, dass er sich ohnmächtig gefühlt habe. Ohnmächtig, mit Entscheidungen konfrontiert worden zu sein, die er nicht teilte und die in seinem Lebensplan nicht vorkommen sollten. Das betraf sowohl den Tod seines Bruders als auch seine sportlichen und beruflichen Karrieren.

Dieses Sich-trennen-Müssen konnte er nicht akzeptieren. Es blieb eine tiefe Verwundung zurück, die sich mit jeder neuen Ohnmachtserfahrung vergrößerte. Auf meine Frage, welche der Situationen ihn heute noch am meisten festhielten, antwortete er, das Ende seiner Sportlerkarriere und der Tod seines Bruders. Er beschrieb, dass er nach jeder neuen Ohnmachtserfahrung in den Funktionsmodus fiel und sich gleich neuen Aufgaben widmete, wie in einem Hamsterrad. Er wollte nicht der Hilflosigkeit ausgesetzt bleiben und begann früh, Alkohol zu konsumieren. Der Alkohol, so sagte er, half ihm dabei, sich wieder wirksam zu erleben, sich in Bewegung zu setzen und neue Ziele anzupeilen. Ich fragte ihn, wie er denn seiner Meinung nach von anderen gesehen wurde. In Gesellschaft, so erzählte er mir, galt er als lustiger, eloquenter und trinkfester Kumpane und unter Kolleg*innen wurde er als leistungsorientierter Perfektionist gesehen, dem man es nicht so leicht rechtmachen konnte.

Ich: »Der eigenen Ohnmacht zu begegnen, ist fast nicht aushaltbar. Jeder Mensch hat das Bestreben, von ihr so schnell wie möglich wieder fortzukommen. Was vermuten Sie, wie sind Sie Ihrer Ohnmacht entgegengetreten?«

Herr A.: »Nach dem Handball-Aus habe ich mich zur Armee gemeldet. Mein Vater war Offizier und hat es mir empfohlen. Ich bin in seine Fußstapfen getreten. Nach der Wende war es für mich klar, dass ich nicht zum BND oder zum Sicherheitsdienst wechseln werde. Das kam für mich nicht in Frage. Ich habe eine Ausbildung zum Verkäufer gemacht und mich hochgearbeitet. Auch nach dem Tod meines Bruders habe ich dessen Frau geholfen, alles Nötige zu regeln. Ich habe eben immer gemacht. Und wenn alles zu viel wurde, habe ich getrunken.

Ich: »Wann haben Sie innegehalten und getrauert?«

Herr A.: »Ich habe nicht innegehalten, ich habe es eben abgehakt und gut war.«

Ich: »Ich kann mir gar nicht vorstellen, wie schwierig das für Sie als 17-Jähriger gewesen sein muss. Da verschloss sich für Sie eine riesige Chance, auf die Sie hart hingearbeitet hatten.«

Herr A.: »Ja, ich war völlig am Boden und konnte es nicht fassen.«

Ich: »In der Trauerarbeit spricht man von einem Tunnel, wo kein Licht am Ende erscheint.«

Herr A.: »Genauso ging es mir. Da gab es keinen Ausweg. Ich war wütend auf alle und auf mich. Ich betrank mich zum ersten Mal so richtig. Danach habe ich monatelang keinen Ball mehr angerührt und konnte nicht zum Training. Sie müssen wissen, als Torwart hatte man viel geringere Chancen auf so einen Platz in der Liga.«

Ich: »Wer war damals für Sie da? Gab es so etwas wie Glanzpunkte in dieser Zeit?«

Herr A.: »Ich bin von der Sportschule erst einmal nach Hause gefahren. Meine Eltern gaben sich Mühe, mich in der ersten Zeit in Ruhe zu lassen. Mein Bruder war für mich da. Er war zwei Jahre älter als ich und auch er hatte die Sportschule verlassen, aber aus eigenem Antrieb. Er war bei den Leichtathleten gewesen und hatte sich da ständig verletzt. Er verstand, was der Sport für mich bedeutet hatte. Ihm musste ich nichts erklären. Das war gut, dass wir zusammen vom Leistungssport schwärmen und gleichzeitig wütend sein konnten.«

In unseren Gesprächen nahmen sich Herr A. und ich uns viel Zeit, dem Verlust nachzuspüren. Ohnmachtserfahrungen wiederholten sich bei ihm. Verluste bauten sich aufeinander auf, weil sie nicht die Aufmerksamkeit erhielten, die sie gebraucht hätten. Und wenn Trauer nicht beachtet wird, kann sie krank machen. Das wäre eine

Hypothese, die seine Depression und Alkoholerkrankung erklären könnte.
Für ihn waren seine Erfahrungen Niederlagen. Das Wort benutzte er öfter. Niederlage. Er sagte dazu: »Es ist wie in einem Wettkampf. Ich habe verloren und ich hasse es, zu verlieren.«
Wir schauten uns die Facette Überleben an und brachten ihr Wertschätzung entgegen. Dazu betrachteten wir seine Lebenskrisen mit dem Fokus, wie er sie überlebt hatte. Welche waren seine besonderen Fähigkeiten, die ihm dabei geholfen hatten?
Herr A.: »Ich bin eben irgendwann wieder aufgestanden und habe weitergemacht.«
Ich: »Sie haben also die Fähigkeit, wieder aufzustehen und weiterzumachen. Was noch?«
Herr A.: »Meine Familie hat mir geholfen.«
Ich: »Was, glauben Sie, hat ihre Familie dazu bewogen, sie zu unterstützen?«
Herr A.: »So was macht doch eine Familie, oder nicht?«
Ich: »Und was, glauben Sie, war Ihr Anteil daran, dass Ihre Familie Sie so unterstützt hat?«
Herr A. (etwas verunsichert): »Mein Anteil? Komische Fragen. Meine Eltern waren schon sehr darauf aus, dass wir gute Leistungen bringen. Ich habe gerne gelernt, vielleicht mochten Sie das bei mir. Ich war schon immer ehrgeizig, wollte mich beweisen und konnte gut meine Leistung analysieren. Ich konnte mich auch schon immer gut an neue Situationen anpassen.«
Ich: »Sie haben also noch die Fähigkeiten: lernfähig sein, analytisch denken und sich anpassen können. Welche dieser Fähigkeiten könnten Sie bewusst einsetzen, damit Sie auch die jetzige Krise überstehen können?«
Er meinte, ihm habe schon immer geholfen, Probleme analytisch anzugehen. Er wusste auch von sich, dass Struktur ihm gutgetan hatte. Er beschloss, seinen Alkoholkonsum stark zu begrenzen und genau Buch darüber zu führen, was er auch umsetzte. Das war neu für ihn. Neu für ihn war auch, dass er diesen Plan ganz offen und selbstkritisch mit seiner Frau besprach, ebenso mit der Selbsthilfegruppe und mit mir, so dass er nicht Gefahr lief, sich etwas vorzu-

machen. Eine Weile half ihm das, bis er wieder ins regelmäßige Konsumieren verfiel, und als er merkte, dass sein Plan, den Konsum kontinuierlich zu reduzieren, nicht aufging, beantragten wir auf seinen Wunsch eine drei-monatige Alkoholentwöhnungsbehandlung in einer Rehaklinik.
Seine wichtigste Erkenntnis aus der Therapie in der Klinik war, dass er seinen Lebenslauf radikal akzeptieren wollte. Er mochte ihn nicht mehr in Frage stellen, sondern ihn so annehmen, wie er war und ist. Er meinte, sein neues Motto der radikalen Akzeptanz helfe ihm schon dabei, Dinge, die ihn stören oder die er nicht ändern kann, hinzunehmen und etwas anderes zu tun. Es mache ihn ruhiger und geduldiger. Früher habe er manchmal sein Werkzeug durch den Garten geworfen, wenn etwas nicht funktionierte, heute hole er sich eine Tasse Tee und mache eine Pause.

Wenn zu einer Trauer noch die nächste dazukommt

Ich begleitete Herrn A. ca. zwei Jahre auf seinem Weg. In der Zeit erfuhr er, dass ein guter Freund von ihm, wie schon Jahre zuvor sein Bruder, ebenfalls die Diagnose Krebs erhalten hatte und daran sterben würde. Er hatte Angst vor einer Begegnung mit seinem todkranken Freund. Er wusste nicht, ob der Krebs den Freund schon körperlich gezeichnet hatte, er wusste nicht, wie er ihn ansprechen sollte auf seine Erkrankung, er wusste nicht, ob er es schaffen würde, nicht zu weinen, und er wusste nicht, ob all die schmerzhaften Erinnerungen an seinen Bruder zurückkommen würden. Und gleichzeitig meldete sich sein schlechtes Gewissen, ihn nicht schon eher besucht zu haben.
Ich sagte ihm, wie wichtig ich es finde, einen Sterbenden zu besuchen, weil ich selbst damit schon Erfahrungen gesammelt hatte. Ich empfahl Herrn A., seinen Freund zu fragen, ob er ihn am Wochenende besuchen kommen dürfe. Ich war fest davon überzeugt, dass Herr A. eine ehrliche Antwort bekommen würde, ob der Besuch für den Freund passend sei oder nicht. Nach meiner Erfahrung hat ein Mensch, der weiß, dass das Leben bald zu Ende gehen wird, keine Zeit mehr dafür, nett oder diplomatisch zu sein. Er wird sehr klar mitteilen, ob der Besuch willkommen ist.

Herr A. besuchte dann auch seinen Freund und erzählte mir erleichtert von der Begegnung mit ihm. Dieser habe sich gefreut, ihn zu sehen, und sei schon fast gekränkt darüber gewesen, dass Herr A. so lange auf sich warten lassen hatte. Sie hätten die Zeit miteinander damit verbracht, zu reden, und als es schwer wurde, Worte zu finden, weil die Traurigkeit zu mächtig wurde, reparierte Herr A. auf Wunsch seines Freundes etwas in dessen Haus.

Herrn A. machte es zu schaffen, dass sich beim Besuch das innere Bild seines verstorbenen Bruders über das von seinem Freund legte und er damit in alten Erinnerungen festhing, die mit seinem Freund nichts zu tun hatten. Er sah dann das Dahinsiechen seines Bruders vor sich, fühlte wieder den Schmerz, verbunden mit seiner Wut über die Ungerechtigkeit des Lebens. Wieder überwältigte ihn dieses Nichts-tun-Können.

Ich bat ihn daraufhin, sich seinen Freund ganz genau vorzustellen und sich zu verinnerlichen, was das Besondere an diesem sei, das Unverwechselbare. Bei der nächsten Begegnung, so beschrieb Herr A. es mir, betrachtete Herr A. seinen Freund lange. Er beobachtete, wie er beim Reden die Hände bewegte und wie er seine Augenbraue hochzog, wenn er eine Frage hatte. Er sah seinem Freund dabei zu, wie er mit fachmännischer Stimme seine Krebsdiagnose darlegte, die Schmerzpumpe zur Symptomlinderung betätigte und davon sprach, was noch zu regeln sei. Mit dieser Aufmerksamkeit rückte das Bild seines Bruders in den Hintergrund und Herr A. konnte ganz und gar bei seinem Freund verweilen.

Diese bewusste Aufmerksamkeit kann eine wirkungsvolle Technik sein, wenn sich Erinnerungen aus inneren Bildern oder Gefühlen der Trauer überlagern. Sie ist dabei hilfreich, Abstand zum Vergangenen zu halten, mit der ganzen Aufmerksamkeit bei der betroffenen Person zu bleiben und für sie da zu sein.

Es kommt oft vor, dass Betroffene, die beginnen, die Trauer wahrzunehmen, dieses Gefühl mit einer Depression verwechseln. Das verunsichert sie und belastet sie zusätzlich. Das war auch bei Herrn A. der Fall.

Nach der Beerdigung seines Freundes kam Herr A. zu mir und meinte, er habe Angst, wieder depressiv zu werden. Er sei so traurig, weil er seinen Freund so vermisse, gleichzeitig sei er auch froh, weil so viele schöne Erinnerungen in ihm wieder lebendig werden konnten durch die intensive gemeinsame Zeit vor dem Tod. Manchmal fühle er sich auch sehr wütend, weil diese Krankheit treue und liebenswerte Menschen von ihm wegriss, und er habe Angst, in seinen dunklen Stunden auch irgendwann diesem Schicksal erliegen zu müssen.

Ich: »Wie haben Sie damals nach dem Tod Ihres Bruders Ihre Depression erlebt?«

Herr A.: »Damals habe ich mich nur leer gefühlt, da war nichts. Ich konnte nicht schlafen, nicht essen und hatte ständig Suizidgedanken.«

Ich: »Was ist der Unterschied zu heute?«

Herr A.: »Ich habe keine Suizidgedanken. Es fühlt sich nur so schwer an.«

Ich: »Wenn ich Sie richtig verstehe, erlebten Sie die Depression in einer Gefühllosigkeit. Sie beschreiben, dass Sie sich leer vorkamen?« (Er nickte.) Wenn Sie von Ihrer heutigen Lage erzählen, dann sprechen Sie von Traurigkeit, Freude, Wut, Dankbarkeit und Angst. Es sind also ganz viele Gefühle da, die sind nur manchmal schwer auszuhalten. Das gehört zur Trauerarbeit dazu, nicht zur Depression. Sie sind auf ihrem eigenen Trauerweg unterwegs.«

Im Laufe der Zeit hatte Herr A. gemerkt, dass er wirklich viele Gefühle bei sich wahrnehmen und sie vor allem aushalten konnte. Irgendwann war sein Entschluss gereift, den Weg des kontrollierten Konsums aufzugeben und stattdessen abstinent zu leben. Ich fragte ihn, wofür das kontrollierte Trinken wichtig gewesen war. Er meinte: »In der Rehaklinik gab es nur einen Weg, der vermittelt wurde, und das war der Weg der Abstinenz. Ich wollte den Ärzten und Therapeuten beweisen, dass ich in der Lage bin, mich beim Trinken kontrollieren zu können. Das habe ich über lange Zeit geschafft. Aber ich merke jetzt, dass es mir einfach zu anstrengend wird, immer Buch zu führen und meinen Konsum zu überprüfen. Es gibt Wichtigeres. Ich konstruiere gerade für meine Enkelkinder ein Baumhaus. Ich bin mit ihnen gemeinsam am Planen und Entwerfen.«

Das Beispiel von Herrn A. zeigt, wie sich süchtiges Verhalten oft über Jahre zieht und verschiedene Stationen des Lebens in unterschiedlicher Ausprägung begleitet. Die Sucht ging bei ihm mit tiefen Verlusterfahrungen einher, die seine Grenzen berührten, ihn erschütterten und hilflos machten. Es war für Herrn. A wichtig zu verstehen, dass das Suchtmittel nicht immer nur als Gegner betrachtet werden muss, sondern als ein Lösungsversuch, der ihn aus unterschiedlichen Gründen, Nöten und Motiven heraus im Leben begleitet hat. Als das, wofür der Alkohol stand, wahrgenommen und betrauert werden durfte, fanden sich andere Lösungen, bis das Suchtmittel schließlich ganz aufgegeben werden konnte.

6.2 Wenn das Verhältnis zum Verstorbenen schwierig war – der Ambivalenz einen Ausdruck geben

Manche Menschen erleben es als herausfordernd, die Verstorbenen zu betrauern, weil das Verhältnis zur Person schwierig war. Da gab es vielleicht eine Großmutter, die sehr streng und hart sein konnte, die bestrafte und schimpfte und die gleichzeitig sehr großherzig und aufmerksam sein konnte und immer das Wunschessen für die Enkelkinder kochte. Oder es gab den Mann, der im betrunkenen Zustand für die Familie unberechenbar in seinen Aggressionen sein konnte, aber im nüchternen ein versorgender und liebevoller Ehepartner und Vater war, der gerne mit den Kindern spielte und sie in der Schule unterstützte.

Für Zugehörige ist diese Ambivalenz schwer aushaltbar. Sie möchten einerseits die Dankbarkeit an die guten Momente bewahren und sich an sie erinnern, sich verbunden fühlen mit diesem Menschen, der Teil der Familie und der eigenen Geschichte ist, aber gleichzeitig spüren sie Verbitterung oder Wut über die Erlebnisse, über die Strenge und Gewalt, die sie nicht verzeihen können und wollen. Es kommen manchmal auch innere Glaubenssätze dazu, wie »Man denkt nicht schlecht über Verstorbene!« oder »Man muss auch verzeihen können!«, was die innere Zerrissenheit noch mehr verstärken kann. Für manche Menschen bringt in dem Moment der Alkohol- oder Drogenkonsum Ruhe in dieses Hin und Her. So auch bei Frau V.

Frau V. erzählte, dass sie morgens nach dem Aufwachen nach ganz festgelegten Ritualen die Bilder ihrer verstorbenen Großmutter auf der Kommode arrangierte. Jeden Morgen, so erzählte sie, ging sie nach dem Aufwachen als erstes zu einer alten Spiegelkommode, auf der verschiedene Fotos ihrer verstorbenen Großmutter in silbernen Rahmen standen: die Großmutter als junges Mädchen, das Hochzeitsfoto der Großmutter und mehrere Porträts. Jeden Morgen veränderte sie die Reihenfolge der Bilder, rückte sie nach einem bestimmten Muster hin und her, trat dann einen Schritt beiseite und machte schließlich alles wieder rückgängig, bis die Bilder ganz genau so standen wie zuvor.
Sie meinte, das wolle sie eigentlich gar nicht tun, aber das Arrangieren der Fotos war ein innerer Zwang, dem sie gehorchen musste. Sie litt sehr unter diesem Zwang und versuchte, ihn mit Alkohol zu bekämpfen.
Ich ließ mir von ihr die Großmutter und ihr Verhältnis zu ihr genau beschreiben:
Frau V.: »Meiner Großmutter verdanke ich viel, sie war für mich da, als meine Mutter in ihre Drogensucht abtauchte und nicht mehr zurechnungsfähig war. Meine Oma hat sich um mich gekümmert, bei ihr konnte ich bleiben. Aber sie war knallhart. Ich musste bei ihr saubermachen, kochen und einkaufen. Und wehe, ich hatte es nicht richtig gemacht. Ich fühlte mich wie Aschenputtel, zu dem kein Prinz kommen wollte. Mit 16 Jahren bin ich von diesem Zuhause weggerannt und habe auf der Straße gelebt und begann, zu viel Alkohol zu trinken und Drogen zu nehmen. Ich hatte Glück, dass Straßensozialarbeiterinnen mich auffingen und mich überredeten, in eine Entzugsklinik zu gehen. Zu meiner Mutter hatte ich keinen Kontakt mehr, aber mit meiner Oma bin ich in Verbindung geblieben, als ich meine eigene Wohnung hatte. Manchmal konnte ich zu ihr zum Essen kommen, manchmal gab sie mir Geld, wenn es bei mir wieder knapp wurde.«

Ich: »Dann hatte ihre Oma zwei unterschiedliche Seiten an sich? Eine sehr fürsorgliche und eine sehr strenge und strafende?«
Frau V.: »Ja, so war sie.«
Ich: »Und ich könnte mir vorstellen, dass es in Ihnen auch eine Seite gibt, die mit aller Dankbarkeit und Liebe den Tod der Oma betrauern möchte, und dann gibt es eine andere Seite, die sehr verletzt und vielleicht noch wütend auf sie ist?«
Frau V.: »Ja, es ist wie ein Kampf der beiden Seiten und keine gewinnt.«
Ich: »Einmal angenommen, Sie könnten den Tod Ihrer Oma neu einordnen und beide Seiten müssten sich nicht bekriegen, sondern hätten beide ihre Berechtigung. Wie könnte das aussehen?«
Frau V.: »Ich habe keine Idee.«
Ich: »Ich kannte mal eine Frau, die erzählte mir, dass bei der Beerdigung ihres Vaters zwei Schalen am offenen Grab standen, eine mit Sand und eine mit Blumen gefüllt. Sie nahm aus der einen die Blüten und warf sie voll Dankbarkeit für die schönen erinnerten Momente auf das Grab. Und mit der anderen Hand nahm sie den Sand – oder wie sie es bezeichnete: den Dreck – und schmiss ihn hinterher, für all die Verletzungen und Demütigungen, die sie ihm nicht verzeihen konnte. Sie sagte, sie ging erleichtert vom Friedhof nach Hause. Beide Seiten hatten ihren Ausdruck finden dürfen.«
Frau V. wirkte nach meiner Erzählung sehr nachdenklich.
Frau V.: »Bei der Beerdigung fühlte ich mich einfach nur schuldig, weil ich nicht weinen konnte. Ich dachte, jetzt musst du doch genauso losweinen wie die anderen hier. Aber ich stand einfach nur da und schaute stumm auf den Sarg. Anschließend bin ich schnellstmöglich weg und habe mich zugedröhnt. Ich wollte niemanden sehen und hören. Ich habe immer gedacht, dass ich eine undankbare Enkeltochter war, weil es mir nicht gelang, wirklich liebevoll an sie zu denken.«
Beim nächsten Besuch erzählte sie, dass sich ihr zwanghaftes Morgenritual verändert habe. Sie stellte nur noch ein Bild der Großmutter auf, alle anderen blieben in der Schublade. Sie hatte links und rechts vom Foto jeweils eine Engelfigur und einen Stein gelegt: den Engel für die dankbare Seite, mit der sie verbunden bleiben

wollte, und den Stein für die verletzte Seite, die unter der harten und verbitterten Großmutter gelitten hatte. Beide inneren Seiten hatten Ausdruck gefunden und durften sein.

Diese Erfahrung brachte Frau V. Erleichterung und ihre innere Anspannung am Morgen wurde geringer und damit auch der Drang, Alkohol zu konsumieren. Trotzdem kam es immer wieder zu Rückfällen, so dass sich Frau V. entschied, eine stationäre Traumatherapie zu beantragen, damit auch andere Verletzungen in ihrem Inneren zur Ruhe kommen konnten und nicht mehr so großen Einfluss auf ihre Gegenwart haben würden. (Mehr über die Arbeit mit inneren Seiten oder Anteilen beschreibe ich im Kapitel 8.)

Das Lebensmobile, wie am Anfang beschrieben, war bei Frau V. aus dem Gleichgewicht gekommen. Es war wie eingefroren und zeigte sich bei ihr durch ihr zwanghaftes Arrangieren der Fotos ihrer Oma. Die Möglichkeit, ihrer Ambivalenz Ausdruck geben zu dürfen, bewirkte, dass sie aus der Erstarrung kam und wieder beweglicher oder schwingungsfähiger wurde.

Gelingt es, den Trauerweg weiterzugehen, sich den Aufgaben der Trauer zu stellen, Hilfe anzunehmen und der Ambivalenz, wie bei Frau V. beschrieben, einen Ausdruck zu geben, kann das Lebensmobile sich wieder austarieren vom erstarrten »Ich muss« oder »Ich kann nicht« hin zum »Ich kann« oder »Ich darf«. Es kommt aus dem »Eingefrorensein« wieder in Schwingung und damit in Veränderung. Im besten Falle kann das Suchtmittel damit losgelassen werden, weil es nicht mehr nötig ist, den Platz im Mobile einzunehmen.

6.3 Trauerrituale

»[Rituale] sind auch nicht der Fluss, der strömt, sondern sie sind gewissermaßen der aufgestaute Fluss, in den man bewusst baden geht. Sie sind das, was man Erinnern mit Form, Verbinden durch Gestaltung nennen könnte.« (Joanna Lisiak, 2024, S. 12)

In Umbruchszeiten, in denen so viel Unsicherheit und Chaos herrschen kann, helfen uns Rituale dabei, uns wieder zu fokussieren, indem wir bewusst innehalten und den Abschied von dem, was war, nachzuspüren und in Gemeinschaft und Verbundenheit sich gerüstet zu fühlen, für das, was kommen wird. Ein paar davon, stelle ich hier vor.

*Nutzen Sie diese Beispiele gern als Anregung für Ihre Arbeit. Meine Erfahrung ist, dass Klient*innen etwas Eigenes daraus machen, was zu Ihrer jeweiligen Lebenssituation passt.*

Das Pendeln. Klaus Onnasch und Ursula Gast beziehen sich in ihrem Buch »Trauern mit Leib und Seele« unter anderem auf das Duale Prozessmodell nach Stroebe: »[...] danach pendeln Trauernde zwischen zwei Prozessen hin und her. Einmal geht es um die Verlusterfahrung, zum anderen um die neue Gestaltung des Lebens ohne den Verstorbenen« (Onnasch & Gast, 2024, S. 92). Es geht um ein ständiges Hin- und Herpendeln zwischen Vergangenheit und Zukunft, zwischen Freude und tiefster Traurigkeit, sich in Arbeit stürzen und Ruhe bedürfen, in Gemeinschaft sein wollen und die Einsamkeit suchen.

Ein Ritual für dieses Hin und Her könnte sein, die Trauernden selbst pendeln zu lassen. Dazu werden Bilder oder Postkarten mit unterschiedlichen Motiven ausgelegt und die Trauernden werden gebeten, sich zwei davon auszusuchen. Ein Motiv steht für ein wichtiges oder berührendes Ereignis, was an die Gemeinsamkeit mit der verstorbenen Person erinnert, das man bewahren möchte. Das andere steht für den Blick nach vorne, wie eine Zukunft ohne die Person im besten Falle aussehen sollte. Diese beiden Motive werden in einigem Abstand auf den Boden gelegt. Ein Blatt, das für das »Heute« steht, wird so dazugelegt, dass es mit den beiden anderen ein Dreieck bildet. Von diesem »Heute« wird erst einmal auf beide Motive geschaut und sie auf sich wirken gelassen. Mit etwas Distanz ist es vielleicht leichter, sich ihnen zu nähern. Dann wird die oder der Trauernde gebeten, zuerst auf die eine Seite des Vergangenen zu gehen und hineinzuspüren und dann auf die andere Seite der Zukunft zu wechseln und auch hier nachzufühlen. Danach darf sich dieses Pendeln eine Weile wiederholen. Die oder der Trauernde begibt sich immer wieder auf die Seite des Vergangenen und geht dann hinüber auf die Seite der Zukunft. Und jedes Mal wird darum gebeten, hineinzufühlen und kleine Veränderungen wahrzunehmen. Das kann sein, dass am Anfang die Atmung schwer ist und die Traurigkeit dazukommt. Das kann sein, dass der Weg zum Zukunftsmotiv ganz zögerlich und ängstlich gegangen wird. Verändert sich was, wenn man dort angekommen ist? Das ist ein wenig wie auf Probe in die Zukunft hineinzugehen. Wird die Atmung vielleicht mit der Zeit leichter, wird der Schritt zwischen Vergangenheit und Zukunft mutiger? Schauen Sie bitte auf die kleinen Veränderungen. Im Abschluss tritt die Person noch einmal auf das Heute und spürt nach, ob es einen Unterschied gibt zu vorher und jetzt.

Wenn es zu sehr schwerfällt, diese Übung zu dem Zeitpunkt durchzuführen, reicht es am Anfang aus, Bilder zu wählen und sie vom Heute aus zu betrachten und sie einfach wirken zu lassen.

Im Anschluss können sich die Trauernden aus einem Potpourri von Steinen, Murmeln oder Filzkugeln zwei auswählen, die als Symbol für jeweils eine Seite stehen und sie durch den Tag hindurch in der Hosentasche begleiten können.

Einen Baum pflanzen. In einer Einrichtung, in der ich arbeitete, verstarb ein junger Mann, M., ganz plötzlich ohne irgendeine Vorankündigung und ohne erkennbare Ursache. Der Verstorbene wurde in der Nähe seiner Familie beerdigt, die 700 Kilometer entfernt von der Einrichtung lebte. Somit konnten die Bewohner*innen und Mitarbeiter*innen nicht alle auf der Beerdigung Abschied nehmen und es brauchte ein Ritual vor Ort, um der Trauer Raum zu geben.

M. war ein Mensch, der handwerkliche Arbeit schätzte, der gerne den Kontakt zu anderen suchte, er war freundlich und hilfsbereit und liebte es, gemeinsam zu essen.

Es wurde ein Kirschbaum gekauft, der in den Hof der Einrichtung gepflanzt werden sollte. Die Vorstellung, irgendwann Kirschen zu ernten und dabei an diesen liebenswürdigen Menschen zu denken, gefiel uns allen. Es waren alle eingeladen zusammenzukommen, um von M. Abschied zu nehmen. So sorgsam, wie er sein Leben gestaltete, sollte auch dieser Baum eingepflanzt werden. Dafür konnten wir alle einzeln die Erde für den Baum ausheben, den Baum einsetzen, die Wurzeln mit

Erde bedecken, den Baum vorsichtig festtreten und ihn anschließend wässern. Wir haben uns Zeit gelassen und immer wieder innegehalten, um ihm zu gedenken. So haben wir gemeinsam mit großer Achtsamkeit diesen Baum gepflanzt. Wir konnten zum Abschluss einige Blumensamen nehmen und diese um den Baum verstreuen. Wer wollte, sprach ein paar Worte zu M., was er oder sie erinnerte und wofür er oder sie dankbar war. Im Anschluss gab es dort im Garten ein gemeinsames Essen. Und dieses Zusammenkommen im Hof mit einem Kaffee oder Tee, manchmal auch mit einem selbstgekochten Essen, wurden feste Bestandteile des Zusammenlebens.

Post für dich. Wenn jemand gestorben ist, beobachten wir uns ab und an dabei, wie wir mit der verstorbenen Person reden. Wir erzählen vielleicht darüber, wie unser Tag war, was wir erlebt haben, was die Kinder machen oder wofür wir gerne einen Rat hätten. Dann fühlt es sich so an, als ob der verstorbene Mensch sehr nah ist, und es kann etwas sehr Tröstendes haben, darauf zu vertrauen, dass er interessiert und wohlwollend zuhört.

Man könnte diese Gedanken auch aufschreiben und z. B. per E-Mail als Nachricht senden – falls die E-Mail-Adresse noch funktioniert – oder als Text über einen Messengerdienst, den die verstorbene Person nutzte. Es darf auch ein handgeschriebener Brief sein, den man auf verschiedenste Weise auf die Reise schicken kann – als Flaschenpost in einen Fluss oder ins Meer werfen oder den Brief über einem Feuer verbrennen und den Rauch, der die Worte tragen soll, aufsteigen lassen. Manche legen den Brief auch in eine Schatulle, wo schon Fotos und kleine Erinnerungsstücke verwahrt sind.

In Dankbarkeit erinnern. Joanna Lisiak beschreibt in ihrem Buch »Trauerrituale – in neuer Form verbunden« ganz verschiedene Möglichkeiten, seiner Trauer Ausdruck zu geben und sich zu verabschieden. Eine, die mir gut gefällt, ist »Was alles wäre nicht, wenn du nicht gewesen wärst?« (Lisiak, 2024, S. 66). Es geht nicht darum, Schuld zuzuteilen im Sinne von »Was wäre nur, wenn ich nicht …« und »Hätte ich doch nur …« Es geht auch nicht darum, in negativen Endlosschleifen zu verweilen wie »Wenn sie jetzt da wäre, dann würde ich …«. Lisiak verbindet mit diesem Ritual ein dankbares Eintauchen in die Erinnerung, ein Staunen über all das, was war, und eine Wertschätzung über gemeinsam Erlebtes.

Man kann dabei einfach aufschreiben, was einem in den Sinn kommt, ohne chronologisches Vorgehen. Man kann eine Liste anfertigen, die wachsen darf. Wann immer einem etwas Neues einfällt, darf es dazugefügt werden. Auch die scheinbar kleinen Erinnerungen sollen Platz haben, die wie kleine wertvolle Momentaufnahmen sein können. Ein Beispiel: »Wenn es dich nicht gegeben hätte, hätte ich dir nicht über die Schulter sehen können, wie du an der Nähmaschine saßt und unsere Hosen ändertest. Dann hätte ich wahrscheinlich nicht 20 Jahre später einen Nähkurs gemacht und mich selbst ans Schneidern herangewagt. Dadurch, dass das Nähen bei dir etwas so Alltägliches war, war mir so viel vertraut, wie eine Naht zu verriegeln oder die Ränder zu versäumen. Ich danke dir, dass mir das Nähen, dank dir, so einfach fällt. Es ist schön, dabei an dich zu denken.«

Feiertage in Gemeinschaft verbringen. Ein weiteres Ritual von Lisiak (2024, S. 66) ist »Wir wandern auf dem Zifferblatt für dich«. Wenn Feiertage anstehen, wie ein Geburts- oder Sterbetag, ist es oft leichter, sie in Gemeinschaft zu verbringen. Man kann für jeden geladenen Gast eine Kerze bereithalten und bei jeder vollen Stunde eine davon anzünden. Das darf reihum gehen, so dass jeder Gast einmal eine brennende Kerze in der Hand hält und vielleicht ein paar Worte sagt, eine Musik abspielt oder eine gemeinsam erlebte Geschichte erzählt. Dazu darf es gutes Essen geben, Kuchen und einen Kaffee oder einen besonderen Tee. Falls jemand nicht teilnehmen kann, kann man diesen Menschen bitten, zu einer bestimmten Uhrzeit eine Kerze zu entzünden, um gemeinsam an die verstorbene Person zu denken. Vielleicht mag er sich auch per Videochat dazuschalten. Es ist ein schönes Ritual, um sich miteinander und mit dem verstorbenen Menschen verbunden zu fühlen und diese Tage leichter zu erleben.

Weitere Rituale. Wenn Sie mehr über Trauerwege und -rituale wissen möchten, empfehle ich Ihnen, in die im Anhang vorgeschlagenen Podcasts und Videos zur Trauerbegleitung hineinzuhören bzw. sie anzusehen.

KAPITEL 7

Und warum kommt jetzt auch noch die Schuld dazu? Schuldkonstruktionen und ihre möglichen Bedeutungen

»Wenn Schuldvorwürfe mehr Gedanken und bewertende Interpretationen sind als ein Grundgefühl, dann wäre die Frage nach den zugrunde liegenden Gefühlen und Bedürfnissen, dem ›Woher‹ und ›Wozu‹ ein interessanter Arbeitsansatz.« (Chris Paul, 2010, S. 28)

7.1 Umgang mit Schuld in der Therapie

Nachdem die Trauer in den letzten beiden Kapiteln Raum bekommen hat, ist es mir wichtig, der Schuld Gehör zu geben. Denn sie ist im Beratungszimmer fast immer anwesend. Wenn sich Vorwürfe gegen die Klient*innen richten, seien es von anderen ausgesprochene Vorwürfe oder Selbstvorwürfe, dann kommt die Schuld gerne in Begleitung der Scham. Wenn mir die Klient*innen nicht in die Augen sehen können, nehmen beide – Schuld und Scham – ziemlich viel Platz ein. Sie erscheinen wie eine Mauer zwischen mir und meinem Gegenüber. Richten sich die Schuldzuweisungen gegen eine dritte Person oder gar gegen mich, ist viel Wut und Aggression im Raum spürbar und die Scham scheint verschwunden zu sein.

Bei Herrn Nowak war die Schuld sehr dominant, vorwurfsvoll und anklagend und sie wirkte in verschiedene Richtungen. Wenn sie auf ihn selbst zielte, dachte er vielleicht über sich: »Ich allein bin schuld, denn ich betrinke mich regelmäßig. Ich beschäme meine Frau, demütige sie und habe sie auch schon geschlagen, wenn ich so betrunken war. Im nüchternen Zustand würde ich das nie machen.« Die Schuld konnte sich aber auch gegen seine Frau richten: »Wenn sie endlich aufhören würde, mich immer zu bevormunden und zu bedrängen, dann würde ich auch weniger trinken. Sie bringt mich manchmal total auf die Palme.« Oder auf den Arbeitgeber: »Mein Chef hat mir schon wieder viel zu viel Arbeit aufgetragen. Das schafft doch kein Mensch. Er ist schuld, dass ich ständig rückfällig werde.« Auch der Gesellschaft konnte er die Schuld geben: »So wie heutzutage mit Menschen umgegangen wird, da ist es doch kein Wunder, dass man sich betrinkt. Und die da oben machen nichts dagegen!« Bei Herrn Nowak war die Schuld immer mit dabei und sie war immer sehr laut.

Frau Nowak sprach ihren Mann auch schuldig. Er ruiniere die Ehe, vernachlässige die Kinder emotional und bringe die Familie finanziell in Gefahr. Aber sie stimmte ihrem Mann auch in dem Punkt zu, dass er im nüchternen Zustand nie gewalttätig oder beleidigend ihr gegenüber wurde. Sie sagte, wenn er sie auch im klaren Zustand schlecht behandeln würde, hätte sie ihn schon lange verlassen.

Und beide waren sich einig, dass der Stress bei der Arbeit den größten Anteil an dem Suchtproblem einnahm.

*Wie erleben Sie es, geehrte Leser*innen, wenn Ihr Gegenüber Schuld für sein Verhalten unter Alkohol- und Drogeneinfluss in alle Richtungen verstreut? Wie geht es Ihnen dabei, wenn er die ganze Schuld allein auf sich nimmt?*

Im Beratungssetting werde ich manchmal direkt und auch indirekt aufgefordert, Urteile zu fällen. Ich werde in eine Richterinnenposition gehoben, und die Versuchung ist groß, auf dem Richter*innenstuhl Platz zu nehmen und zu entgegnen: »Ja, ich denke auch, dass Sie schuld an der Situation sind, weil sie mit über einem Promille Auto gefahren sind.« Oder: »Ich denke nicht, dass Sie Schuld daran tragen, dass Ihr Partner eine Alkoholerkrankung entwickelt hat.« Ich muss mir dann manchmal meine Rolle in mein Bewusstsein zurückholen. Denn ich fälle keine Urteile, das machen Jurist*innen, und ich kann auch keine Schuld vergeben, dafür sind Pastor*innen zuständig. Meine Aufgabe sehe ich darin, zu verstehen, wofür die Schuld steht, welche Botschaft sie mit sich bringt, was sich in der Interaktion zwischen Menschen verändert, wenn die Schuld anwesend ist und was der Gewinn und/oder der Preis wäre, die Schuld wieder gehen zu lassen. Und dieses Verständnis möchte ich gemeinsam mit meinem Gegenüber entwickeln.

Wie mit vielen meiner Gesprächspartner*innen hatte ich auch schon in Gesprächen mit Herrn Nowak, wie im Vorfeld bereits erwähnt, irgendwann die Trauer ins Gespräch eingeladen. Dabei war er auf seinen Freund Knut zu sprechen gekommen, der sich das Leben genommen hatte. Neben der Trauer meldete sich da plötzlich auch die Schuld zu Wort. Herr Nowak fühlte sich schuldig, weil er diesen Suizid nicht hatte verhindern können. Er hatte keine Idee davon gehabt, in was für einer emotionalen Notsituation sein Freund gewesen sein musste. Es schockierte ihn sehr, die immer wieder auftretenden depressiven Stimmungen seines Freundes unterschätzt zu haben.

Haben Sie schon einmal versucht, einer Person die Schuld, die sie empfindet, ausreden zu wollen? Wie erfolgreich waren Sie dabei? Wurden Sie vielleicht sogar wütend auf sie, weil Sie dachten, sie wolle nicht anerkennen, dass es unsinnig sei, auf die Schuld zu beharren? Oder haben Sie vielleicht irgendwann resigniert aufgegeben?

Mal angenommen, sie würden die Schuldgedanken Ihres Gegenübers so stehen lassen und es aushalten, sie nicht wegreden zu wollen: Was vermuten Sie, was passieren würde? Probieren Sie es mal aus.

Wenn ich versucht hätte, Herrn Nowak die Schuld am Suizid seines Freundes »ausreden« zu wollen, hätte ich vielleicht zu ihm gesagt: »Sie haben mein ganzes Mitgefühl, dass Ihr Freund sich das Leben genommen hat, ohne dass er Ihnen eine erkennbare Chance gelassen hat, ihn davor zu bewahren. Das ist bestimmt schwer aushaltbar. Und doch war er ein erwachsener Mann und trägt wie jeder erwachsene, voll zurechnungsfähige Mensch 100 Prozent Verantwortung für sein eigenes

Leben. Sie hätten ihm nicht ein einziges Prozent davon abnehmen können. Es war seine alleinige Entscheidung, diesen Schritt zu gehen, so unvorstellbar das auch sein mag. Also tragen Sie keine Verantwortung für seinen Tod.«

So wichtig ich es auch finde, meine Außensicht mitzuteilen und zu sagen: »Aus meiner Perspektive sind Sie nicht verantwortlich!«, so sicher bin ich mir, dass die Antwort, die ich daraufhin erhalten würde, lauten würde: »Egal was Sie mir erzählen, ich fühle mich trotzdem schuldig.« Wie schwierig ist es, gerade beim Thema Schuld wertfrei zu bleiben und sich nicht urteilend zu äußern. Dabei empfände ich es als anmaßend, entscheiden zu wollen, wer Schuld trage und wer unschuldig sei. Es ist die Herausforderung, die Klärung der Schuldfrage bei der Person zu belassen, auch wenn ihr Leid so spürbar und berührend ist. Und es wäre auch mühsam, in meine Sichtweise weiter zu investieren, denn bei der Schuld geht es eben oft nicht allein um Entscheidungen des Verstandes. Vielmehr verbergen sich hinter der Schuld Gefühle und wichtige Bedürfnisse, die eventuell noch keinen anderen Ausdruck gefunden haben.

Dazu möchte ich einen Abstecher machen: Was ist Schuld eigentlich? Welche Funktionen übernimmt sie?

Schuld wird oft als »Gefühl« bezeichnet, im Sinne von »Ich fühle mich schuldig« oder »Ich trage Schuldgefühle mit mir«. Schuld lässt den Kopf nicht zur Ruhe kommen, Schuldgedanken kreisen oft stundenlang, wie ein eigener Mechanismus. Chris Paul (2020) benutzt in ihrem Buch »Schuld – Macht – Sinn« dafür das Bild einer Spieluhr. »Eine Verhaltenssequenz wird von vorn bis zum Ende abgespult, ohne dass etwas erkennbar vorwärtsgeht. Es bleibt scheinbar nur die immerwährende Wiederholung des eingespielten Programms« (S. 15 f.).

Wenn wir uns schuldig fühlen, beherrscht das schlechte Gewissen unsere Gedanken. Es wird durch immer wiederkehrende Selbstvorwürfe aktiv angetrieben und zieht im Kopf seine Kreise, wie: »Hätte ich doch bloß!«, »Wie konntest du nur!«, »Wenn ich nicht …, dann …«. Neben den Gedankenkreisen kommen körperliche Reaktionen wie Unruhe, Stress oder Niedergeschlagenheit hinzu. Und diese verbinden sich wiederum mit Gefühlen der Scham, der Angst oder der Wut.

Um Schuld empfinden zu können, braucht es ein verinnerlichtes

Regelwerk. Es benötigt ein Bewusstsein darüber, was erlaubt ist und was verboten, welche Handlungen erwünscht sind und belohnt werden und welche per Sanktionen bei Übertretung bestraft werden würden. Diese inneren Wegweiser entstehen durch Lernen von gesellschaftlichen, familiären, ethischen oder religiösen Normen. Und jeder Mensch entwickelt dabei seine eigenen Normen und Moralvorstellungen, die unabhängig von der Mehrheit entstehen. Er hat sein individuelles Schuldempfinden, das Situationen und deren ganz eigene Bewertung in einen Zusammenhang bringt.

Schuld ist also weniger ein Gefühl als vielmehr eine innere kritische Instanz, konstruiert durch unser eigenes Regelwerk. Diese Instanz bewertet, was wir als richtig oder falsch empfinden. Eine junge Klientin fühlte sich z. B. immer schuldig, wenn sie ihre eigenen Bedürfnisse vor die Bedürfnisse anderer Menschen stellte. Die kritische Instanz hielt das stets für unglaublich egoistisch und brachte sie in großen Zwiespalt zwischen ihren eigenen Bedürfnissen und den von ihr angenommenen Erwartungen der anderen. Wurden diese enttäuscht, bekam sie heftige Schuldgedanken. Die kritische Instanz dieser jungen Klientin war eine extrem abwertende Richterin.

Im Trauerfall dienen Schuldvorwürfe eher dazu, mit der Situation einen Umgang zu finden, Antworten zu erhalten und existentielle Grundbedürfnisse, wie das Grundbedürfnis nach Bindung, zu befriedigen.

7.2 Schuld, Ohnmacht und Handlungsfähigkeit

Erinnern wir uns an eine Sitzung mit Herrn Nowak in Kapitel 5. Er war bereit, sich der Trauer zu stellen und sie sich anzuschauen. Ich erzählte von der imaginären Zeitreise, in der die Schuld kein Bollwerk mehr darstellte, sondern sich verabschiedet hatte. Ich fragte ihn an der Stelle: »Mal angenommen, es ist genau ein Jahr vergangen, seitdem wir uns hier gegenübergesessen haben, und Sie würden mich in der Beratungsstelle besuchen und mir erzählen, dass die Gedanken an Ihren Freund Knut Ihnen nicht mehr die Luft abschnüren, sondern Sie frei von Schuld an Ihren Freund denken können.«

Wie dort beschreiben, durfte Herr Nowak sich in dieser Übung eine Zukunft vorstellen, in der er die Schuld gehen ließ, die Verbindung zum verstorbenen Freund aufnahm und auch eine Begegnung mit dessen Frau stattfinden konnte. Offen blieb aber noch die Frage, wofür die Schuld gekommen war. Was war ihre Aufgabe, warum war sie so lange geblieben?

Durch den Verlust seines Freundes Knut, der sich suizidiert hatte, blieb bei Herrn Nowak Fassungslosigkeit und Ohnmachtserleben zurück. An seinem Todestag betrank er sich Jahr für Jahr. Die Schuld war eine treue Begleiterin. Zuerst klagte er die behandelnden Ärzt*innen an, die die Notlage doch hätten erkennen und den Suizid verhindern müssen. Dann richtete er die Schuld an die Eltern des Freundes, die in ihrer Erziehung komplett versagt hätten, denn sonst wäre so ein Tod ja nie möglich gewesen. Und nach einiger Zeit richtete er die Schuld gegen sich selbst: »Wie blind musst du gewesen sein, nicht erkannt zu haben, wie schlimm es um deinen Freund stand. Du bist verantwortlich für seinen Tod, denn er wäre bestimmt noch am Leben, wenn du dir nur Zeit für ihn genommen und ihm mal zugehört hättest.«
Ähnliches hatte er bereits ein paar Jahre vorher erlebt, als sein Vater plötzlich an einem Herzinfarkt verstorben war. Auch hier richteten sich seine Schuldvorwürfe gegen das Krankenhauspersonal, die aus seiner Sicht versagt hatten, und zum Schluss gegen sich, weil er nicht erkannt hatte, wie schwer krank sein Vater war.

Chris Paul (2010) spricht von der »vagabundierenden Schuld« (S. 79), die nach, manchmal sogar vor dem Tod eines wichtigen Menschen auftreten kann. Die vagabundierende Schuld bietet die Möglichkeit, aus einer Ohnmacht und Starre wieder hinauszukommen und sich wieder ermächtigt zu fühlen. Wenn man anderen die Schuld gibt, kommt man in Aktion, selbst dann, wenn man eigentlich nichts bewirkt. Die Fassungslosigkeit über die eigene Ohnmacht ist leichter aushaltbar, wenn man sie zu Wut und Ärger umwandelt und als Schuld an andere weitergibt. Auch wenn man sie gegen sich selbst richtet, ist es leichter zu ertragen, denn man denkt, man hätte Einfluss auf das Geschehen haben können. Die Tatsache, dass es Dinge gibt, denen gegenüber man ohnmächtig ist, ist schwerer auszuhalten, als Schuldgefühle zu haben.

In der Beratung ließen Herr Nowak und ich uns viel Zeit; er bestimmte, wann und wie lange wir uns den Themen Trauer und Schuld widmeten. Manchmal sprachen wir eine Stunde über seine Erinnerungen, manchmal nur fünf Minuten. Ich schwang mit seinem Tempo und seiner Intensität mit, und er machte die Erfahrung, selbst dosieren zu können, was für ihn aushaltbar war und ab wann es zu viel wurde.
Herr Nowak war ein Mann, der sonst tatkräftig Probleme löste. Als Bauleiter war es seine alltägliche Beschäftigung, nach Lösungen zu suchen. Damit kannte er sich aus. Die Trauer um geliebte Menschen, wie seinen Vater oder seinen Freund, führten ihm vor Augen, dass kein Handeln mehr möglich war, das am Ergebnis etwas hätte ändern können. Es gab weder für den verstorbenen Vater noch für den Freund eine Lösung, die beide wieder zurückbringen würde. Er blieb zurück mit den Fragen, wie er den Verlust aushalten solle, wie er weiterleben könne und wofür das Leben Sinn machen würde. Und dafür brauchte es Zeit.

Wenn die Trauer im Beratungsraum einen Stuhl angeboten bekommt und willkommen geheißen wird, nimmt nach meiner Erfahrung auch die Schuld Platz und verliert dabei gleichzeitig an Dominanz. Denn die Trauer mit ihren Facetten lässt Verbundenheit zu den Verstorbenen zu und die urteilsfreie Begegnung ermöglicht es den Klient*innen, ins Reden und ins Fühlen zu kommen.

7.3 Schuld als Ventil

Manchmal dienen Schuldvorwürfe als Ventil für Bestürzung, Zurückweisung oder tiefe Hoffnungslosigkeit. Das erlebe ich, wenn Menschen, die zu mir in die Beratung kommen, vor Kurzem einen Verlust erlebt haben. Sei es, dass sich die Partnerin oder der Partner getrennt hat, sei es, dass man den sicher geglaubten Arbeitsplatz verliert oder dass jemand Vertrautes verstorben ist.

Herr X., ein Mann um die 50, der bei mir schon seit ein paar Monaten in der Beratung war, kam eines Tages wütend zu mir und schimpfte über seine Ehefrau, die sich von ihm getrennt hatte. Er sagte, er wüsste gar nicht warum, denn er habe alles für sie getan und sie hätten doch eine glückliche Beziehung miteinander geführt. Probleme gebe es doch in jeder Ehe. »Aber«, so fuhr er fort, »Frauen sind wohl so, dass sie irgendwann solche Anwandlungen bekommen und den Ehemann, nachdem der alles für sie gegeben hat, für einen neuen eintauschen.«

Wenn die Wucht der Beschuldigungen in den Beratungsraum hineinflutet, ist es meine Herausforderung, in diese nicht einzusteigen, auch wenn es mir bei solchen Sätzen wirklich schwerfällt. Ich halte es für richtig, die dahinterliegende Überlastung und Verzweiflung in dieser Notsituation zu sehen und damit weiterzuarbeiten.

Ich: »Was bedeutet es für Sie, dass sich ihre Partnerin von Ihnen getrennt hat?«
Herr X.: »Ich verstehe es einfach nicht. Wir waren 20 Jahre ein Paar und auf einmal trennt sie sich. Ich verstehe nicht, was ich falsch gemacht habe. Vielleicht können wir an unserer Beziehung was ändern. Da wäre ich doch bereit dafür. Aber einfach so abzuhauen?«
Ich: »Sie würden es also gern verstehen wollen. Und was bedeutet die Trennung für Sie?«
Herr X.: »Ich habe keine Lust, allein zu leben. Und ich weiß doch gar nicht, wie ich jemand Neues kennenlernen soll. Ich bin total schüchtern und kann nicht auf Frauen zugehen.«

Bei diesem Beispiel könnte die Schuld das Ventil sein, um die Angst vor der kommenden Einsamkeit nicht so zu spüren und um Antworten zu finden auf das Nicht-verstehen-Können. Hilfreich kann es hier sein, Fragen zu stellen, die zur Unterstützung in schwierigen Situationen dienen, sogenannte Copingfragen (→ Kap. 10): »Wie schafften Sie es bisher, mit dem Verlust umzugehen? Was hat Ihnen bisher geholfen, das zu überstehen?« Diese Fragen implizieren, dass er es bereits geschafft hat, trotz der Trennungssituation überleben zu können und dass er über Ressourcen verfügt, die ihm dabei helfen. Ich würde auch in die weiter zurückliegende Vergangenheit schauen und ihn fragen, wie er andere Trennungen überstanden hat.

Herr X.: »Ich habe mich nach der Trennung von meiner ersten Frau völlig betrunken.«
Ich: »Und als Sie das Trinken wieder beendet hatten, was haben Sie dann getan, um die Trennung zu überstehen?«
Herr X.: »Das war wirklich schlimm damals, ich denke nicht gerne daran zurück. Irgendwann habe ich beschlossen, dass ich damit aufhören muss, und habe mich in Arbeit gestürzt.«
Ich: »Sie hatten also die Entscheidung getroffen, dass Sie sich nicht weiter betrinken wollten? Und Sie sind ins Machen gegangen und haben viel gearbeitet, das war hilfreich für Sie? Was noch?«

Die schlichte Frage »Was noch?« liebe ich sehr. Sie zeigt die Vielfalt der Möglichkeiten wie einen bunten Blumenstrauß und macht sichtbar, was bereits an Lösungsstrategien vorhanden ist.

Herr X.: »Eine Freundin war für mich da. Zu ihr konnte ich gehen und auch meine Eltern haben mich aufgefangen.«
Ich: »Aus dieser Erfahrung heraus, was denken Sie, was würde Ihnen gerade guttun?«

Und mit dieser Frage greife ich seine Erfahrungen auf und lasse ihn diese mit der Gegenwart verbinden.

Herr X.: »Ein Bier wäre toll, will ich aber nicht. Meine Eltern leben nicht mehr und die Freundin von damals hat ihre eigene Familie, da will ich nicht mit meinem Kram ankommen. Und es ist Winter, da kann ich noch nicht mal was im Garten tun. Ich habe keine Idee.«
Ich (lächelnd): »Schlechte Jahreszeit für eine Trennung? Wer kann

heute für Sie da sein? Wer wäre ein guter Zuhörer? Und was gibt es außer der Gartenarbeit, was Sie ins Machen kommen lässt?«
Herr X.: »Sie sind ganz schön hartnäckig.«
Ich: »Wissen Sie, ich finde meine Fragen zu wichtig, als dass ich sie unbeantwortet lassen möchte. Und ich bin überzeugt, dass sie Ihnen helfen, diese schwere Krise auch weiterhin zu überstehen.«

7.4 Schuld als Bindung – auch über den Tod hinaus

Was erzählen uns Schuldgedanken über die Bindung zu einem Menschen, den wir verloren haben?

Frau U. war einige Jahre bei mir in Beratung. Sie hatte bereits mehrere Alkoholentzüge in Krankenhäusern und zwei Entwöhnungsbehandlungen in Rehakliniken hinter sich. Ihre abstinenten Zeiten beliefen sich auf wenige Wochen, dann kam es wieder zum Alkoholkonsum in großen Mengen. Sie hatte oft geklagt, wie schwierig das Zusammenleben mit ihrer 25-jährigen Tochter sei, diese sei respektlos ihr gegenüber, mache ihr ständig Vorwürfe und beschimpfe sie. Frau U. hatte gehofft, dass ihre Tochter bald in eine eigene Wohnung ziehen würde. Dann bekam sie die Nachricht, dass ihre Tochter tödlich bei einem Autounfall verunglückt sei. Es blieb unklar, wie das Auto von der Straße abkommen und gegen einen Baum fahren konnte. An dem Unfall waren offenbar niemand sonst beteiligt gewesen. Es blieb die Frage offen, ob es ein Suizid war oder ein äußerer Einfluss, der zu dieser Tragödie führte.
Frau U. verbrachte nach dieser Nachricht mehrere Monate in einem psychiatrischen Krankenhaus und wurde danach in eine betreute Wohnform (→ Anhang: Suchthilfesystem) entlassen, denn sie fühlte sich völlig überfordert, in ihre Wohnung zurückzukehren. Sie bat darum, weiterhin zu mir in die Beratung zu kommen, um mit mir über den Verlust der Tochter zu reden. Seit deren Tod hatte sie keinen Alkohol mehr angerührt. Wir trafen uns 14-tägig in der Beratungsstelle und sie nutzte die Zeit dafür, mir von ihrer Tochter zu erzählen, über die Einsamkeit, die sie umfing, und von den Vorwür-

fen, die sie sich machte. Sie war voll und ganz mit der Facette »Überleben« beschäftigt. Es half ihr, dass ich ihr das Bild des Tunnels zur Verfügung stellte, in dem kein Ausgang zu sehen war, nur Dunkelheit. Und ich ging mit ihr zusammen auf die Suche nach den Glanzpunkten. Da gab es die Unterstützung der Geschwister bei der Beerdigung, die sich um die Grabstelle kümmerten, da war die Freundin, die Frau U. immer wieder zu sich einlud und die schweren Anlässe wie Geburtstag oder Weihnachten mit ihr gemeinsam verbrachte. Außerdem half ihr die Gemeinschaft im betreuten Wohnen, sich zu versorgen und sich nicht allein zu fühlen.

Die Schuld, den Tod der Tochter nicht verhindert haben zu können, nahm oft viel Raum in der Beratung ein. Frau U. machte sich Vorwürfe, aufgrund ihres vielen Alkoholkonsums in all den Jahren nicht genug für ihre Tochter dagewesen zu sein. Sie sagte sich, wenn es Suizid war, hätte sie als Mutter versagt und es wäre ihre Schuld, dass ihre Tochter keinen anderen Ausweg gesehen hatte. Sie blieb, egal wie ich intervenierte, in ihrer Schuldschleife verfangen.

Irgendwann fragte ich sie daher: »Was wäre, wenn die Schuld gehen würde?«, und sie antwortete nach einem Zögern: »Ich hätte dann Angst, meine Tochter ganz und gar zu verlieren.« Aufgrund dieser Einsicht beschlossen wir, dass die Schuld bleiben und die Aufgabe ausführen durfte, die Bindung zur Tochter aufrechtzuerhalten. Und zusätzlich, damit die Schuld nicht die einzige blieb, über die die Bindung gehalten wurde, überlegten wir, was sie noch tun könne, um die Erinnerung an ihre Tochter zu bewahren und sie nah bei sich zu fühlen. Frau U. traf sich daraufhin mit Freundinnen der Tochter, teilte mit ihnen Erinnerungen und bat sie um Fotos, die sie sich auf ihrem Handy jederzeit ansehen konnte. Außerdem suchte sie sich aus der Kleidung der Tochter ein paar Lieblingsstücke heraus, die sie weitertrug. Sie hatte einen großen flauschigen Pullover ausgewählt, den sie gerne trug, wenn sie allein für sich sein wollte, und ein paar T-Shirts, in denen sie ihre Tochter oft gesehen hatte. Der Druck, den die Schuld auf sie legte, wurde leichter. Es gab mehr Platz für das Verbundensein mit anderen, die ihre Tochter kannte, und sie konnten gemeinsam Erinnerungen teilen. Sie sagte, dass ihr Verlangen, sich mit Alkohol zu betäuben, weniger geworden war, weil sie sich nicht mehr so in der Schuldfrage gefangen fühlte.

Frau U. zog ein Jahr nach dem Tod der Tochter in eine andere Stadt. Sie hatte Angst davor, das betreute Wohnen zu verlassen, wusste aber gleichzeitig, dass das betreute Wohnen nicht mehr zu ihr passte. Sie wollte wieder auf eigenen Füßen stehen und hatte gleichzeitig Sorge vor der Einsamkeit und der Gefahr, dann wieder auf den Alkohol zurückzugreifen. Wir schauten uns noch einmal an, wie sie es geschafft hatte, in diesem Jahr zu überleben und wie sie der Wirklichkeit des Verlustes gegenübergetreten war. Wir schrieben all das auf kleine Zettel und legten diese in ein Kästchen. Dann widmeten wir uns erneut der Schuld und wofür sie stand. Frau U. dankte der Schuld, dass sie die Aufgabe übernommen hatte, die Verbindung zur Tochter zu halten. Sie wusste nun, dass es noch weitere Möglichkeiten gab. Auch das wurde aufgeschrieben und in das Kästchen gelegt. Frau U. wollte zu Hause noch Fotos von sich und ihrer Tochter dazulegen. Damit würde es zu einem Erinnerungsschatzkästchen werden, auf das sie immer zurückgreifen konnte. So verabschiedeten wir uns voneinander.

Während ich das hier schreibe, fühle ich mich ganz betroffen. Ich halte inne, schaue aus dem Fenster und führe mir diese Frau noch einmal vor Augen. Die Begegnung mit ihr war sehr besonders, weil sie mich so teilhaben ließ an ihrem Schmerz, ihrer Liebe für ihre Tochter und ihrem Weiterleben. Ich habe mich manchmal gefragt, wie es ihr geht und wie sie ihr Leben weiterführt. Das werde ich sehr wahrscheinlich nicht erfahren. Auch ich als Beraterin muss mich bei meiner Arbeit oft von Menschen verabschieden. Es bleibt eine Herausforderung, Klient*innen ziehen zu lassen, egal an welchem Punkt ihres persönlichen Prozesses sie stehen.

7.5 Schuld als Platzhalter

Manchmal stehen Schuldvorwürfe wie Platzhalter da, die wichtige zu erledigende Aufgaben oder Schwierigkeiten überdecken. Die Aufmerksamkeit wird dann stattdessen in eine andere Richtung verschoben.

Frau J. litt an einer Agoraphobie. Sie konnte die Wohnung kaum verlassen, es sei denn, sie hatte eine Flasche Wein getrunken. Ihre Trinkmengen steigerten sich innerhalb von zwei Jahren immer mehr, denn ihr Körper baute eine Toleranz zum Alkohol auf. Sie hatte als alleinerziehende Mutter die Verantwortung für ihren 4-jährigen Sohn und befand sich in einem immer größer werdenden Konflikt: Um das Kind und sich versorgen zu können, musste sie das Wohnhaus verlassen, dafür benötigte sie den Alkohol, der wie ein Schutzschild gegen die Angst wirkte. Aber durch die steigenden Mengen Alkohol, die sie benötigte, damit die angstlösende Wirkung einsetzte, war sie bald nicht mehr in der Lage, sich um ihr Kind zu kümmern. Freund*innen oder Nachbar*innen konnte und wollte sie nur begrenzt um Hilfe bitten. Sich Unterstützung beim Jugendamt zu holen, war verbunden mit der Angst, dass man ihr als alkoholerkrankte Mutter das Sorgerecht entziehen würde.
Irgendwann machte der Kindergarten Meldung ans Jugendamt, weil der Erzieherin der tägliche Alkoholgeruch der Frau auffiel und dem Kind bereits erste Verwahrlosungsanzeichen anzusehen waren. Das Jugendamt entschied, dass das Kind vorübergehend in einer Pflegefamilie untergebracht wird und Frau J. sich einer Suchttherapie unterziehen soll.
Mit Hilfe ihrer Schuldgefühle verschob Frau J. die Aufnahme in eine Rehabilitationsklinik, hielt keinen Kontakt zu ihrem Kind und steigerte ihren Alkoholkonsum auf täglich zwei Flaschen Wein. Sie fühlte sich als absolute Versagerin und als Gefahr für ihren Sohn. Sie war der Überzeugung, dass es für ihn viel sicherer wäre, wenn sie aus seinem Leben verschwände und er in der Pflegefamilie verbleiben würde. Ihre Scham war riesig und die Würde vollständig verdeckt.

Hier diente die Schuld als Platzhalter für Schritte, die noch nicht getan, aber notwendig waren, um das Sorgerecht für das Kind zurückzuerhalten: ein Alkoholentzug und eine Therapie für ihre Angststörung. Solange Frau J. sich in ihrer Schuldkonstruktion befand, musste sie sich ihrer Situation nicht stellen und vermied eine Veränderung ihrer Lebenssituation. Erst mit Hilfe einer Nachbarin gelangte sie per Noteinweisung in ein Krankenhaus und war dort bereit, sich in eine Entzugsbehandlung zu begeben und sich ihre Ängste anzuschauen.

7.6 Schuld schafft Erklärungszusammenhänge

Manche Ereignisse sind so unbegreiflich und erschüttern uns so stark, dass wir sie nicht einordnen können. Wir fühlen uns überfordert und versuchen, sie greifbar zu machen, indem wir nach Erklärungen suchen. Wenn wir Argumente gefunden haben, können wir wieder innerlich zur Ruhe kommen. Von außen betrachtet, ergeben diese Erklärungen manchmal wenig Sinn. Aber es geht nicht darum, dass Außenstehende einen Sinn darin sehen, es geht darum, es im Inneren für sich verständlich einzuordnen. Dafür möchte ich das Beispiel von Frau J. fortführen.

Frau J. kam im Anschluss an die dreimonatige Alkoholentwöhnungsbehandlung zu mir in die Beratungsstelle und erzählte mir von ihren Schuldgedanken. Diese kommentierte ich nicht, sondern ließ sie so stehen, wie sie waren. Ich war verblüfft, als sie sich im Anschluss bei mir bedankte, dass ich keinerlei Versuche unternommen hatte, ihr die Schuld nehmen zu wollen. Das habe sie erleichtert, meinte sie. Ich fragte sie im darauffolgenden Gespräch, was sie denn vermute, wozu die Schuld zu ihr gekommen sei?

Frau J.: »Die Schuld zeigt mir, dass ich als Mutter komplett versagt habe. Was habe ich meinem Sohn nur angetan?«

Ich: »Sie meinen also, die Schuld ist dafür da, Ihnen immer vor Augen zu führen, wie schützenswert ihr Sohn sei?«

Frau J.: »Ja, und das habe ich nicht geschafft. Von daher soll er in der Pflegefamilie bleiben und mich am besten vergessen.«

Ich: »Ihre Annahme ist also, dass Ihr Kind nur in Sicherheit ist, wenn es fern von Ihnen ist und Sie irgendwann vergisst?
Frau J.: »Ich will meinem Kind nicht noch mehr Leid antun. Es kann nicht zu mir zurück.«

Schuld gab hier eine Erklärung: »Ich bin eine schlechte Mutter, denn ich bin schuld, dass mein Kind nicht bei mir leben konnte. Ich hatte es in Gefahr gebracht. Daher muss mein Kind vor mir ferngehalten werden. Denn wenn ich eine gute Mutter gewesen wäre, hätte ich meinem Kind das nicht angetan. Ich bin gefährlich für ihn.« Und sie machte deutlich, worum es eigentlich ging: um den Schutz des Kindes.

Wir schauten uns dafür zunächst an, welches Bild sie von einer »guten Mutter« hatte. Welche Glaubenssätze spielten in ihrem Leben dafür eine Rolle? Und welches Bedürfnis wurde durch die Schuld spürbar? Sie erzählte, dass ihre Mutter ihr gegenüber sehr streng und emotionsarm war. Sie kannte es nicht, von ihr in den Arm genommen zu werden oder liebevolle Zuneigung zu erhalten. Sie verspürte vor allem das Bedürfnis nach Nähe und Zuwendung. Als sie selbst schwanger wurde, hatte sie große Angst davor, eine ebenso gefühlskalte Mutter für ihren Sohn zu werden. Ihr Bild von einer guten Mutter war das der perfekten Versorgerin, die ihr Kind immer über alles liebt, stets auf die Bedürfnisse des Kindes eingeht und in jeder Lebenslage für es da sein wird.

Das, was Frau J. hier beschrieb, war ein Dilemma. Die Sehnsucht nach ihrem Kind war sehr deutlich zu spüren. Aber sie war der Überzeugung, dass ihr Kind bei ihr nicht in Sicherheit war und daher der Kontakt zu ihr vermieden werden musste. Also *entweder* das Kind ist in Sicherheit, wird gut versorgt und gefördert, dann muss es in der Pflegefamilie bleiben. *Oder* es kehrt zurück zu Frau J., dann wären beide wieder vereint und Frau J. könnte ihre Liebe und Sehnsucht nach ihrem Kind leben, verbunden mit der Angst und Ungewissheit, dem Kind wieder zu schaden.

Ich bot Frau J. einen anderen Weg an: raus aus dem Entweder-oder hin zum Sowohl-als-auch. Wie könnte Frau J. die Sehnsucht nach ihrem Kind verbinden mit dem Bedürfnis, ihm so viel Sicherheit zu geben, wie es brauchte? Und welche ersten Handlungen wären dafür zu unternehmen?

Mit Unterstützung des Jugendamtes und einer Familienhelferin nahm Frau J. Kontakt zur Pflegefamilie auf und vereinbarte als ersten Schritt ein Telefonat mit ihrem Sohn. Dieses Telefonat wurde gut begleitet und nachbesprochen. Bald telefonierten Mutter und Kind wöchentlich, so dass sich das Kind darauf einstellen konnte, dass seine Mutter wieder verlässlich für es da war. Nach einigen Wochen brachte die Pflegemutter den Sohn zu Frau J. für einen ersten Besuch. Frau J. freute sich auf ihren Sohn, fühlte sich zugleich überfordert, hatte Angst vor der Verantwortung. Sie bat die Familienhelferin um Unterstützung, da sie sich ein Wiedersehen mit ihrem Sohn nach der langen Zeit nicht allein zutraute. Zu dritt gingen sie für zwei Stunden auf den Spielplatz und aßen ein Eis.

Vor den folgenden Besuchen war sie sehr angespannt, die Angstsymptome nahmen zu, und sie begann, die Besuche durch Vorwände hinauszuzögern, was wieder ein schlechtes Gewissen nach sich zog. Wir besprachen gemeinsam mit Frau J. und der Familienhelferin, welche Botschaft dahinterstehen könnte. Frau J. hatte Angst, dass ihr Sohn wieder vollständig zu ihr zurückkehren wollte und sie wieder in ihrer Rolle als Mutter scheitern würde. Bei der nächsten Hilfekonferenz im Jugendamt wurde diese Angst ernst genommen und gemeinsam beschlossen, dass der Sohn sein Zuhause erst einmal für die nächsten zwei Jahre in der Pflegefamilie behalten und Frau J. einen verbindlichen Kontakt zu ihm halten sollte. Die Familienhelferin würde die Treffen begleiten und sie mit Frau J. vor- und nachbereiten. Diese Entscheidung bewirkte, dass Frau J. sich als »gute Mutter« sehen konnte, die das Beste für ihr Kind möchte, und sei es, dass es woanders lebte, und gleichzeitig ihr Wunsch nach Nähe und Beziehung erfüllt wurde. Auch der Sohn schien diese Art der Beziehung zu seiner Mutter sehr zu genießen, denn er freute sich auf die Telefonate und die Treffen mit ihr. Die Schuld konnte sich zurückziehen, sie hatte ihre Aufgabe erfüllt.

Auch die Scham wurde kleiner und gab der Würde Platz. Damit ließ auch die innere Anspannung nach und der Suchtdruck wurde seltener. Frau J. begab sich wegen ihrer Agoraphobie in psychotherapeutische Behandlung.

7.7 Schuldvorwürfe als Lebensmuster

Frau W., eine junge Frau Anfang 20, erzählte mir, dass sie sich für viele Situationen ihres Lebens schuldig fühlte. Sie meinte, sie sei ein unartiges Kind gewesen und musste daher von den Eltern auch durch Schläge bestraft werden. Sie fühlte sich schuldig, dass sich ihre Eltern trennten, denn sie war mit ihrer ungestümen Art für niemanden zumutbar, daher mussten die Eltern ständig streiten und hielten es nicht mehr miteinander aus. Sie meinte, sie sei auch schuld, dass ihre Mutter danach keine längere Beziehung mehr hatte, denn kein Partner wollte mit so einem Kind zusammenleben. Und selbst als Frau W. mit 16 Jahren zu ihrer Oma zog, weil sie schwanger war von einem Bekannten der Mutter, war sie schuld, weil sie diesen Mann verführt hatte, da konnte er ja gar nicht anders, meinte sie.

Wenn ich Frau W. sagte, dass aus meiner Sicht kein Kind dafür die Schuld trägt, wenn Eltern sich trennen, und dass das ganz allein in der Verantwortung der Eltern liegt, schüttelte sie nur mit dem Kopf. Und als ich ihr sagte, dass es überhaupt keinen Grund dafür gebe, ein Kind zu schlagen, dass Kinder so sein dürfen, wie sie sind, und die Erwachsenen keine Gewalt in der Erziehung anwenden dürfen, schüttelte sie wieder den Kopf. Und als ich sie fragte, ob sie denn mit dem Partner der Mutter Sex haben wollte und sie das verneinte, sagte ich, dass das eine Vergewaltigung war, was strafbar sei. Er hätte gegen ihren Willen sie nie berühren dürfen.

Sie meinte daraufhin, dass es ihr so vorkommt, als ob ich in einer anderen Welt leben würde, und dass ich keine Ahnung davon hätte, wie sie aufgewachsen ist. Für diese Einladung war ich ihr dankbar und ich bat sie darum, dass wir unsere Welten nebeneinanderstellten, so dass ich von ihrer und sie mehr von meiner erfährt. So teilte sie mir mit, was für sie normal war. Und ich berichtete ihr, was in meiner Welt normal ist und was überhaupt nicht geht. Es war ein vorsichtiges Sich-Kennenlernen. Diese Frau hatte keinen Grund, wieder einer Erwachsenen zu vertrauen und in ihre Welt schauen zu lassen, aber sie tat es. Frau W. konsumierte Unmengen von verschiedensten Drogen, meist aufputschende Amphetamine, die bewirkten, dass Frau W. Gefühle und Erinnerungen unterdrücken konnte, oder Alkohol, der billig und legal zu beschaffen war und sie betäubte.

Für Frau W. wurde Schuld ihr Lebensmotto. Entweder gab sie sich für etwas die Schuld, oder sie beschwerte sich, was wieder Schuldgefühle hervorrief.

Einmal angenommen, sie würde sich nicht mehr die Schuld geben, sie würde sich für schuldfrei erklären: Was würde sie tun? Und wäre das für sie aushaltbar?

- Sie würde vielleicht erkennen, dass ihre Eltern mit der Kindererziehung überfordert waren und anstatt sich Unterstützung zu holen, ihrem Kind körperliche Gewalt antaten.
- Sie würde vielleicht überlegen, ob sie den Partner der Mutter wegen Vergewaltigung einer Minderjährigen anklagt und ob sie das Prozedere eines Gerichtsprozesses über sich ergehen lassen möchte.
- Sie würde vielleicht Kritik an ihren Eltern üben und würde riskieren, dass diese, wie auch der Rest der Familie – Oma, Opa und ihre Tante –, sich von ihr abwenden würden. Sie würde dann aus dem Familiensystem ausgeschlossen werden und nicht mehr dazugehören. Und sie würde die Erschütterung darüber, was ihr alles als Kind und Jugendliche angetan wurde, noch mehr als bisher spüren.

Für ihr Weltbild »Mein Leben verlief so, weil ich schuld war« war es stimmig, sich die Schuld an all dem Unerklärbaren zu geben, was sie als Kind nicht zuordnen konnte. Und erschwerend kam hinzu, dass die Familie Frau W. bereits als Kind als Täterin auserkoren hatte, die für alles die Verantwortung tragen sollte, worin die

Erwachsenen selbst versagt hatten. Frau W. lernte also schon früh, dass alles, was laut der Eltern nicht in Ordnung war, an ihr und ihrem Unvermögen lag. Sie erfuhr, dass ihre Welt aus Täter*innen und Opfern bestand und für sie die Rolle der Täterin vorgesehen war. Sie war somit schuld, egal woran. Sie bestrafte sich dafür, dass sie ungenügend und schlecht war. Sie verletzte sich selbst oder untersagte sich zu essen. Und egal, wie sehr sie sich bemühte, es richtig zu machen, es war, vor allem in ihren Augen, nie genug.

Ich begleitete Frau W. drei Jahre, in denen ich versuchte, ihr eine respektvolle und gewaltfreie Begegnung als Gegenmodell zu ihrem Erlebten anzubieten. Ihre ständigen Schuldzuweisungen und Selbstverletzungen führten bei den Helfenden, mich eingeschlossen, immer wieder zu Hilflosigkeit.

Ich empfahl ihr, eine stationäre Traumatherapie für sich zu nutzen, um in einem geschützten Umfeld ihre Erlebnisse aufarbeiten zu können. Dieses Angebot wollte oder konnte sie (noch) nicht annehmen.

Wenn Schuld zu einem Lebensmotto geworden ist, bedarf es nach meiner Erfahrung therapeutischer Hilfe, denn Ursache dieser kaum aufzulösenden Schuld ist oft ein oder mehrere Traumata. Und es braucht es wohlwollende und sichere Beziehungsangebote, um neue Erfahrungen im Miteinander machen und an diesen wachsen zu können. Das benötigt Zeit und Geduld und das Aushaltenkönnen von eigener Hilflosigkeit – sowohl den Professionellen als auch den Betroffenen.

KAPITEL 8

Sucht und Trauma – wie Frauen mit Hilfe des Konsums überleben

»Ich habe bis jetzt nicht finden können, dass es meinen Patientinnen dient, lange nur in leidvollen Gefühlen zu verharren oder deren Auftauchen ständig zu fördern. Ich ziehe es vor, anzuerkennen was ist, aber immer auch die Selbstregulation, die in Richtung Heilung geht, durch Mitgefühl, Geduld, Freundlichkeit und Akzeptanz zu fördern.« (Luise Reddemann, 2022, S. 35)

8.1 Traumasensibles Arbeiten in der Suchthilfe

Dies ist ein Kapitel über und für Frauen, denn es ist mir wichtig, ihnen einen eigenen Raum zu geben.

In den Suchtberatungen und in den suchttherapeutischen Einrichtungen liegt der Anteil der Frauen bei nur ca. 30 %, oft sogar darunter.

Bei suchterkrankten Frauen kommen frühe traumatische Erlebnisse sehr häufig vor. Laut einer Erhebung von Simpson und Miller (2002) hatten 27 bis 67 % der abhängigen Frauen in ihrer Kindheit sexuelle Gewalt erlebt und 33 % wurden körperlich misshandelt. Im Vergleich dazu erfuhren 9 bis 29 % der Männer sexuelle Gewalt und 24 bis 53 % körperliche Misshandlungen (Voigt, 2013, S. 20). Im Bericht »Frauen, Sucht und Gewalt« aus 2015 von Vogt et al. heißt es:

»Fasst man die Befunde der Studien zu süchtigen Frauen, die von Gewalt betroffen sind und die Angebote der Suchthilfe in Anspruch nehmen, pauschal zusammen (Kemmner et al., 2004; Vogt & Fritz, 2006; Zenker et al., 2002), dann ergibt sich folgendes: Der

> Anteil derjenigen, die körperliche Gewalt erfahren haben, liegt zwischen 50 % und 60 % und derjenigen, die sexuelle Gewalt erlitten haben, zwischen 30 % und 40 %. Das Erleiden von körperlicher und sexueller Gewalt kann sich überschneiden, allerdings liegen dazu kaum empirische Daten vor.« (S. 10)

Bei suchterkrankten Frauen, die zu mir in die Suchtberatung kommen, tauchen in ihren Erzählungen oft traumatische Erlebnisse aus ihrer Vergangenheit auf, an deren Folgen sie immer noch leiden. Der Konsum des Suchtmittels scheint eine Überlebenshilfe für den Alltag zu sein. Frauen berichten mir, dass ihre Versuche, abstinent zu leben, immer wieder scheiterten. Sieerzählen, dass die Schreckensbilder und Erinnerungen aus Gewalterfahrungen sie nicht mehr loslassen und nur dann gehen, wenn sie sich mit Suchtmitteln betäuben.

Für die Arbeit mit (von Gewalt) betroffenen Frauen sind Fortbildungen zum Thema Trauma unabdingbar. Bei traumatisierten Frauen bedarf es einer anderen Haltung und Herangehensweise in der Suchtarbeit als bei Menschen ohne Traumahintergrund.

Ich habe neben der Beratungsarbeit auch zehn Jahre in einem Frauenwohnprojekt gearbeitet, in dem ich traumasensibles Arbeiten kennenlernte und mitentwickelte. Ich bot in diesem Setting therapeutische Einzel- und Gruppengespräche an. Dieses Projekt war konzeptionell als Schutzraum für ausschließlich weibliche Bewohnerinnen entstanden. Die Frauen, die hier lebten, trugen alle Traumata mit sich. Die meisten von ihnen erlebten Bedrohungen und Gewalt von vor allem männlichen Tätern. Im Frauenwohnprojekt arbeiteten nur weibliche Beschäftigte, um den Frauen ein größtmögliches Gefühl von Sicherheit zu geben.

Anders als in der Suchtberatung, gab es in diesem Projekt eine verbindliche wöchentliche Teilnahme an den Therapiegesprächen. Die Frauen wohnten in der Regel zwischen einem und fünf Jahren in diesem betreuten Haus. Sie lebten in einem geschützten Rahmen und wurden durch meine Kolleginnen mit Empathie, Freundlichkeit und hoher Fachlichkeit im Alltag begleitet. In dieser Zeit wurde mir sehr bewusst, wie wichtig in dieser Arbeit die Form der Beziehungsgestaltung ist.

Wenn ich die Klientinnen fragte, was ihnen besonders geholfen hatte, dann antworteten sie nicht, dass sie bei dieser oder jener Methode die Lösung für ihre Probleme fanden, sondern sie betonten, wie wichtig es für sie war, an einem Ort zu leben, der für sie sicher war, an dem sie vorurteilsfrei begleitet wurden, sich in ihrer Not gesehen fühlten sowie Wertschätzung in ihren Fähigkeiten und Achtung in ihrer Persönlichkeit erfuhren. Sie schätzten es sehr, sich sowohl psychoedukativ mit ihren Krankheitsbildern auseinanderzusetzen wie auch mit den Helfenden in engem Austausch über die kommenden Vorgehensweisen und Herausforderungen zu sein.

Es ist mir ein Anliegen, dafür zu werben, bei suchterkrankten Frauen Stress zu reduzieren, Druck rauszunehmen und nicht in Aktionismus zu verfallen. Es geht mir darum, ein Verständnis für die Auswirkungen von Traumata zu entwickeln, sich auf die herausfordernde Beziehungsarbeit einzulassen und das Wagnis einzugehen, ähnlich wie in der Trauerarbeit, einfach da zu sein, das heißt den Kontakt zu halten, zuzuhören, behutsame Fragen zu stellen und die eigene Hilflosigkeit auszuhalten, statt vorschnelle Lösungen finden zu wollen.

Mit dem Wissen über Traumata und deren Folgen entstand bei mir ein anderer Blick auf die Arbeit mit suchterkrankten Frauen. Ich möchte Ihnen, liebe Leser*innen, gerne ein paar Einblicke geben und Sie auch auf diese Reise noch mitnehmen.

Was ich beobachten konnte – und das ist nicht neu – war, dass Frauen eher still und unauffällig konsumierten. Sie blieben unsichtbar. Frauen mit süchtigem Verhalten erzählten mir in der Beratung, dass sie heimlich abends eine Flasche Wein tranken, wenn die Kinder im Bett waren und die Anstrengung des Tages von ihnen abfiel. Sie redeten über Medikamente, wie Benzodiazepine, die sie einnahmen, damit die Angst ging und sie besser einschlafen konnten. Sie berichteten, dass sie nach Essattacken Abführmittel schluckten und sich übergaben, um ihr Gewicht zu halten, Aufputschmittel konsumierten, um die Anforderungen des Studiums oder des Jobs zu bewerkstelligen oder einfach nur durchfeiern wollten, dann anschließend Cannabis rauchten, um zu entspannen. Frauen teilten mir mit, wie sie stundenlang mit Freund*innen chatteten, um in Verbindung zu bleiben, und unruhig wurden, wenn sie das Handy auf der Arbeit nicht benutzen durften. Sie sagten, sie überzögen ständig ihr Konto, weil sie das Maß beim Einkaufen längst verloren hätten und sich die Mahnschreiben häuften.

Ich konnte oft beobachten, wie eine Sucht beendet wurde und eine neue zum Vorschein kam. Wie bei einem Karussell wechselten sich Suchtmittelkonsum, Essstörung und selbstverletzendes Verhalten miteinander ab. Selbstverletzungen wie Ritzen, Schneiden oder Haare-Ausreißen sind manchmal dem süchtigen Verhalten sehr ähnlich, auch hier gibt es oft einen unbezwingbaren Drang, die Handlung auszuführen und nicht unterbinden zu können. Wurde eine dieser Süchte bekämpft, tauchte die nächste in ausgeprägter Form auf.

Für Frauen mit Gewalterfahrung ist es immer noch viel schambesetzter als Frauen ohne Gewalterfahrung, sich als Klientin Hilfe in einer Suchtberatung zu holen. Manche haben noch nie über ihre Misshandlungserfahrungen geredet, andere haben die Erfahrung gemacht, als Lügnerin hingestellt zu werden, die sich alles nur ausgedacht hätte oder auf sich aufmerksam machen wollte. Wieder andere fühlten sich wie beschmutzt oder gar selbst schuldig an den Taten. Wenn die Scham so groß ist, nimmt sie die Sprache mit, denn Scham kann sprachlos machen. Die betroffenen Frauen verstummen, trauen sich nicht, von ihren Gefühlen, Erinnerungen und Ängsten zu reden, haben keine Worte dafür, »schlucken« es eher runter, als die Gefahr auf sich zu nehmen, dass es noch beschämender werden könnte, von sich zu erzählen.

Ich möchte in diesem Kapitel der Scham, der Würde und der Angst mehr Aufmerksamkeit geben. Betrachten wir die Scham als Hüterin der Würde etwas genauer und machen uns mit ihr vertraut. Was macht sie gerade im Suchtkontext für Frauen so groß? Was wäre ein guter Ansatz, sie als Verbündete zu gewinnen, so dass sie einerseits ihre schützenswerte Arbeit tun kann und gleichzeitig der Würde ihren Freiraum lässt? Wie können wir mehr den Fokus auf die Würde richten und sie stärken? Und wie begegnen wir der Angst? Betroffene Frauen haben oft erleben müssen, dass man ihre Grenzen nicht beachtete, bis hin Gefahr für Leib und Leben. Was braucht es, damit die Angst im Beratungsraum kleiner wird? Und wie wirkt sich das auf die Scham und die Würde aus?

Und einmal angenommen, der Konsum eines Suchtmittels ist ein (noch) funktionierender, wenn auch mit zunehmenden Risiken verbundener Lösungsversuch, um einen Umgang mit den Auswirkungen eines Traumas zu finden. Dann könnte es sein, dass der Konsum das Überleben sichert, wenn sonst kein anderer Ausweg für die Betroffenen in Sicht ist. Eine junge Klientin sagte mal zu mir: »Wissen Sie, wenn ich heute nicht gekifft hätte, würde ich nicht mehr am Leben sein. Ich hatte schon alles geplant. Dann habe ich mein Gras geraucht, wurde ruhiger und konnte wieder von den Bahngleisen weggehen.«

8.2 Was ist ein Trauma?

Um besser zu verstehen, mit welchen inneren Kämpfen betroffene Frauen zurechtkommen müssen und welche Überlebensstrategien sie entwickelt haben, möchte ich in die Theorie der Trauma-Arbeit eintauchen.

Die Traumatherapeutinnen Luise Reddemann und Cornelia Dehner-Rau (2020) definieren Trauma in ihrem Buch »Trauma – verstehen, bearbeiten, überwinden« folgendermaßen:

> »Trauma heißt Verletzung. Diese kann sowohl körperlich als auch seelisch sein. Definitionsgemäß erfüllt ein traumatisches Ereignis folgende Kriterien: Die Person war selbst Opfer oder Zeuge eines Ereignisses, bei dem das eigene Leben oder das Leben anderer Personen bedroht war oder das eine ernste Verletzung zur Folge hatte. Die Reaktion des Betroffenen beinhaltete Gefühle von intensiver Angst, Hilflosigkeit oder Entsetzen.« (S. 13)

Im Gegensatz zu einer Belastung ist bei einem Trauma die Erfahrung so existentiell und bedrohlich, dass unsere psychischen Schutzmechanismen nicht ausreichen, um dieses Ereignis zu bewältigen. Der Traumaforscher Peter Levine (2014) schreibt dazu: »Zu einem Trauma kommt es dann, wenn wir zutiefst verängstigt sind und an körperlicher Bewegung gehindert werden oder uns in der Falle fühlen. Wir erstarren wie gelähmt und/oder brechen vor überwältigender Hilflosigkeit zusammen« (S. 73).

Traumatische Erlebnisse können einmalig sein, sogenannte Monotraumata. Anhaltende und wiederholt auftretende Gewaltereignisse werden als Komplextraumata bezeichnet.

Traumata kann man in verschiedene Kategorien unterteilen. Es gibt solche, die Menschen anderen Menschen zufügen. Diese bezeichnet man als »Man-made«. Leider kommen diese am häufigsten vor und wirken sich am schlimmsten aus, weil sich die Betroffenen persönlich verraten, hintergangen oder ausgenutzt fühlen. Hierunter zählt man körperliche, seelische und sexuelle Gewalttaten, die meistens von Menschen ausgeführt werden, denen die Opfer – oft Kinder, aber auch Jugendliche oder Erwachsene – vertraut haben. Sie hatten eine Beziehung zueinander. Vielleicht waren sie eine Familie oder ein Paar, vielleicht Kolleg*innen oder Mitschüler*innen, vielleicht waren sie über den Sport miteinander verbunden, über die Kirchengemeinde oder waren befreundet. Man-made-Traumata geschehen oft im Geheimen, werden mit Tabus und Drohungen belegt und unterliegen einem Machtgefälle – wie z. B. bei autoritären Erwachsenen gegenüber schutzbefohlenen Kindern.

Andere Traumata sind die, die durch Naturkatastrophen oder durch Schicksalsschläge, wie z. B. eine plötzliche Todesnachricht oder Krankheiten, verursacht wurden. Dazu könnten auch Verkehrsunfälle zählen, auch wenn sie durch Menschen verursacht wurden. Selbst wenn Erdbeben oder Überschwemmungen furchtbares Leid mit sich bringen können, werden sie doch anders erlebt als Man-made-Traumata. Vielleicht weil es ein Wissen darüber gibt, dass so etwas wie Schicksal oder ein höheres Gesetz über jeden hereinbrechen kann.

Als letzte Kategorie gibt es die Erlebnisse, die als kollektive Traumata erlebt werden. Geflüchtete tragen sie oft mit sich, die ihr Land, in dem Krieg wütete, verlassen mussten und mit den Schreckensbildern und Nachrichten zu uns kamen und kommen. Für viele ist es hilfreich und tröstend zu erleben, dass sie nicht allein mit den Verlusten und Narben überleben müssen, die der Krieg hinterlassen hat.

Menschen, die Traumata erlebt haben, können eine posttraumatische Belastungsstörung (PTBS) entwickeln. Oft tritt diese zeitverzögert zum Ereignis auf und kann unbehandelt über Jahrzehnte anhalten. Symptome dieser PTBS sind unter anderem Übererregung, Ein- und Durchschlafstörungen, Schwierigkeiten, sich zu konzentrieren, das

Gefühl, immer unter Strom zu stehen oder ständig auf der Hut sein zu müssen.

Hinzu kommen Intrusionen. Das sind überwältigende Erinnerungen, den Menschen überfallartig in Albträumen einholen oder in sogenannten Flashbacks auftauchen. Flashbacks sind Erinnerungsblitze, die sich so echt anfühlen, als ob das traumatische Geschehen genau jetzt wieder passieren würde.

Infolgedessen und um sich zu schützen, versuchen die Opfer, Orte, Menschen oder Dinge, welche sie an das Trauma irgendwie erinnern könnten, zu meiden. Ihr Bewegungsspielraum wird kleiner, da nicht nur Gegenden vermieden werden, sondern auch Verkehrsmittel, Situationen oder Tätigkeiten.

Neben der Vermeidung sind dissoziative Phänomene weitere Schutzfunktionen des Körpers. Nach Reddemann und Dehner-Rau (2020) sind Dissoziationen Versuche, unerträglich erscheinende Situationen zu verlassen. Sie haben unterschiedliche Erscheinungsformen. So können sich betreffende Personen z. B. in Zuständen befinden, in denen sie die Verbindung zu sich oder zur Umwelt verlieren. Diese Phänomene werden als Depersonalisation oder Derealisation bezeichnet. Weiterhin kann es zu Gedächtnislücken kommen, bei denen das Geschehen neuronal nicht als Erinnerung abgelegt und für den Verstand verfügbar ist. Bei anderen zeigt sich die Dissoziation durch starres Schauen in die Leere, das mit Tagträumen nichts zu tun hat. Betroffene Personen wirken wie eingefroren und erstarrt. Bei wieder anderen fehlt ein Gespür in Armen oder Beinen. Die Gliedmaßen reagieren nicht mehr, sondern sacken einfach weg. Andere haben keinen Zugriff mehr auf ihre Sprache und verstummen. Als Folge massiver, langanhaltender und wiederholender Gewalterfahrungen kann der Körper und der Geist sich schützen und sogenannte strukturelle Dissoziationen ausbilden, die die Identität betreffen. Sie werden auch manchmal Multiple Persönlichkeit oder Viele-Sein genannt. Dann zeigt es sich so, als ob die Person mehrere Persönlichkeiten besitzt. Es kann passieren, dass sie mitten im Gespräch in einen anderen Persönlichkeitszustand wechselt. Sie redet dann z. B. mit kindlicher Sprache und Gestik und kann im nächsten Augenblick wieder zur erwachsenen Persönlichkeit wechseln, und das zum Teil, ohne sich daran zu erinnern oder es beeinflussen zu können.

All diese Symptome – und das ist wichtig zu verstehen – sind normale Reaktionen auf abnormale Ereignisse. Es sind im ursprünglichen Sinne Schutzmaßnahmen und außergewöhnliche Überlebensstrategien des Körpers und der Seele, auf die wir keinen bewussten Einfluss haben.

»Es geht weniger darum, daß man lernt, die schrecklichen Dinge, die geschehen sind, zu akzeptieren, sondern darum, die eigenen inneren Empfindungen und Emotionen zu meistern« (van der Kolk, 2024, S. 84).

8.3 Wie wird der Beratungsraum zu einem sicheren Ort?

Um zu veranschaulichen, was ich unter traumasensibler Arbeit, besonders bei Frauen, verstehe, möchte ich über Frau E. erzählen.

> Frau E. war eine besondere Frau mit vielen Talenten. Ich hatte das Glück, mit ihr arbeiten zu dürfen, ich lernte viel von ihr und konnte ihr ebenso hilfreich sein. Sie war Ende 20 und litt an den Symptomen einer posttraumatischen Belastungsstörung aufgrund verschiedener Gewalterfahrungen in ihrer Kindheit. Dazu kamen Drogenkonsum, eine Essstörung, Selbstverletzung aufgrund hoher innerer Anspannungszustände. Sie war eine sehr kreative Frau, zeichnete viel, liebte es zu reiten und vertiefte sich ins Lesen.
> Von ihrem 14. bis 25. Lebensjahr hatte sie so gut wie alles an Drogen konsumiert. Sie nahm, was zu bekommen war. Besonders häufig nahm sie Amphetamine, mit denen es ihr gelang, für mehrere Stunden hochkommende Emotionen wie Angst und Ekel zu verdrängen. Außerdem machten sie die Aufputschmittel hochgradig energiegeladen und hoch aggressiv. In diesen Momenten konnte ihr niemand etwas anhaben, sie fühlte sich nicht mehr länger als Opfer, sondern war in ihrer Wahrnehmung unbezwingbar und machtvoll. Die Amphetamine bewirkten bei ihr aber auch ein »Runterkommen«, das sie beschrieb als ein Fallen in ein großes dunkles Loch, vor dem sie große Furcht hatte. Um dieses Runterkommen abzuschwächen, rauchte sie Cannabis. Das machte diesen Fall für sie weicher.

Und sie konsumierte in großen Mengen Alkohol, weil dieser legal und leicht zu beschaffen war und betäubend wirkte.
Wenn keine Suchtmittel zur Verfügung standen oder sie in einem psychiatrischen Krankenhaus verweilte, verstärkten sich die Essstörungen. Sobald sie auch ihr Essverhalten ändern sollte, erhöhte sich der Drang, sich selbst zu verletzen.
Im ersten Gespräch kam sie unruhig und vorsichtig in meinen Beratungsraum. Sie blickte mich kurz an und schaute sich mit schnellen Augenbewegungen im Raum um. Ich fragte sie: »Wo möchten Sie Platz nehmen? Hier an der Tür oder lieber näher am Fenster? Sie dürfen sich einen von den zwei Stühlen aussuchen.«
Aufgrund meiner Erfahrungen mit Traumafolgereaktionen war es mir besonders wichtig, die Klient*innen einen Platz im Raum aussuchen zu lassen, der ihnen am sichersten erschien. Die Angst und der damit verbundene Stress waren so spürbar und umgaben Frau E. wie eine große Welle, die in das Zimmer flutete.

Menschen mit traumatischen Erlebnissen leiden sehr oft unter einer hohen inneren Anspannung. Es wirkt so, als ob sie die ganze Zeit abchecken, ob ihr Umfeld sicher ist. Solange sie mich nicht näher kennen, bleibe ich ein unsicherer Faktor, darum ist es mir wichtig, sie den Platz im Raum frei wählen zu lassen. Manche setzen sich nah an den Eingang – den Fluchtweg im Rücken. Manche wollen die Tür lieber vor Augen behalten. Andere bitten mich darum, ob ich die Tür einen Spalt offen lassen könne oder ob sie stehen bleiben könnten. Für all das braucht es Zeit und meine Bereitschaft, mich darauf einzulassen. Ich habe im Raum auch zwei Sitzsäcke zur Verfügung. Manchmal ist es für die Frauen leichter, auf diesen Platz zu nehmen. Sie geben ihnen das Gefühl von Erdung.

Ich ließ Frau E. ausprobieren, welcher Platz ihr heute am geeignetsten erschien. Wenn ich mich nun umsah, dann hatte die Angst an Intensität verloren. Sie umgab Frau E. in aufmerksamer und achtsamer Art und Weise, wie eine gezähmte Wassersäule.
Meines Erachtens war es die Aufgabe der Angst, Frau E. daran zu erinnern, vorsichtig zu bleiben, denn sie wusste nicht, was hier auf

sie zukommen würde. Sie hatte vielleicht Befürchtungen, dass sie meinen Erwartungen nicht entsprechen könnte und nicht gut genug wäre für die Therapie. Möglicherweise vermutete sie, dass ich etwas tun könnte, was sie in Gefahr brächte und sie sich wieder ausgeliefert fühlen würde. Wahrscheinlich befürchtete sie auch, dass ich ihre überwältigenden Erinnerungen, die sie nicht spüren und erinnern wollte, hochholen könnte.

Deshalb sprach ich am Anfang nach ein paar einleitenden Worten die Angst an:

Ich: »Frau E., was müsste ich denn hier tun, damit Sie nie wieder einen Schritt in diesen Raum setzen würden?« (→ Kap. 10, Paradoxe Fragen)

Frau E. (nach anfänglichem Irritiertsein auf meine Frage): »Wenn Sie mich z. B. anbrüllen würden, das kann ich gar nicht ab. Wenn jemand sehr laut zu mir redet, haue ich ab.«

Ich: »Ich verstehe, laut sein geht für Sie gar nicht. Was noch?«

Frau E.: »Wenn Sie rumerzählen, was wir hier miteinander besprochen haben.«

Ich: »Danke, dass Sie mich nochmal daran erinnern, Ihnen zu sagen, dass ich eine Schweigepflicht habe. Was wir hier besprechen, bleibt im Raum. Meine Schweigepflicht bricht nur dann, wenn Sie mir erzählen, dass Sie Ihr Leben beenden oder jemand anderen in Lebensgefahr bringen wollen und dafür schon konkrete Pläne entwickelt haben.«

Sie nickte vorsichtig.

Ich: »Was noch?«

Frau E.: »Wenn sie mich so von oben herab behandeln würden.«

Ich: »Was müsste ich tun oder sagen, dass Sie sich von mir von oben herab behandelt fühlen würden?«

Frau E.: »Keine Ahnung, wenn Sie mit mir meckern würden, mir ständig sagen, was ich falsch mache. Oder wenn Sie ungerecht wären oder mir Anweisungen geben würden, denen ich nicht folgen will.«

Ich: »Wollen wir so verbleiben, dass Sie mir sagen, wenn Sie sich von mir ungerecht behandelt fühlen oder ich streng erscheine oder etwas tue, was Sie nicht möchten? Das ist mir wirklich wichtig zu wissen, damit wir gut miteinander arbeiten können. Und dazu benötige ich ihre Rückmeldung.«

Als ich mich nun im Raum umsah, hatte die Angst Platz genommen und aufmerksam zugehört. Sie wirkte nicht mehr so überwältigend groß, sondern konnte sich schützend neben Frau E. positionieren.

Die Fähigkeit, sich selbst beruhigen zu können, fehlt vielen Menschen, die ihre Traumaerfahrungen nicht verarbeitet haben. Daher ist es zunächst die Aufgabe der Helfenden, beruhigend einzuwirken, Selbstberuhigung zu fördern und einen tatsächlich sicheren Ort zur Verfügung zu stellen.

In der Arbeit mit traumatisierten Menschen finde ich es wichtig, dass die betroffenen Menschen in die Lage kommen, sich selbst beruhigen zu können und lernen, sich von Schreckensbildern zu distanzieren. Dafür müssen sie einen realen sicheren Ort für sich finden, sich auch in Gedanken sichere Orte imaginieren können und, soweit wie es möglich ist, lernen, fürsorglich mit sich und den eigenen Anteilen umzugehen.

Ich stelle hier ein paar Übungen vor, die ich sehr schätze und die von den Betroffenen als hilfreich erlebt wurden. Es ist ein Angebot an Möglichkeiten. Ob und welche die Betroffenen für sich ausprobieren und nutzen möchten, bleibt in ihrer Entscheidung.

Wenn Sie wollen, liebe Lesende, probieren Sie die Übungen gleich selbst aus.

8.4 Übungen zur Reduzierung innerer Anspannung

8.4.1 Atemübung

Bitte legen Sie die Fingerspitzen Ihrer beiden Hände sanft aneinander und halten Sie ihre Hände entspannt vor Ihrer Brust. Dann geben Sie bitte etwas Druck auf Ihre beiden Zeigefingerkuppen und atmen Sie dabei ein und wieder aus. Wo spüren Sie den Atem in Ihrem Körper? Spüren Sie ihn mehr im oberen Brustraum, in der Mitte des Bauches oder im Unterbauch? Machen Sie bitte mehrere Atemzüge und nehmen Sie Ihren Atem bewusst wahr.

Dann geben Sie bitte den gleichen Druck auf Ihre Mittelfingerkuppen, atmen Sie auch hier ein und aus und spüren Sie dem Atem nach. Verändert sich die Tiefe des Atems?

Und nun machen Sie bitte das gleiche mit Ihren Ringfingerkuppen. Wohin bewegt sich der Atem jetzt hin? Machen Sie auch hier ein paar Atemzüge hintereinander und spüren Sie Ihrem Atem nach. Wohin geht er dieses Mal? Und wie geht es Ihren Schultern? Entspannen sie? Falls nicht, laden Sie doch Ihre Schultern ein, beim nächsten Ausatmen loszulassen.

Gehen Sie zum Schluss zu dem Fingerpaar zurück, mit dem Sie sich am wohlsten fühlten, und geben Sie erneut etwas Druck auf die Fingerkuppen. Genießen Sie noch ein paar Atemzüge.

Nach meiner Erfahrung bewegt sich der Atem beim Druck auf die Zeigefinger eher in Richtung Brustkorb, er wandert bei Druck auf dem Mittelfinger zum Bauch, und bei den Ringfingern spüre ich den Atem ganz tief im Unterbauch. Wie war es bei Ihnen? Haben Sie es auch so empfunden oder war es bei Ihnen ganz anders? Egal wohin bei Ihnen der Atem gewandert ist, hoffe ich, Sie konnten diese Übung genießen.

Diese Fingeratemübung ist eine wunderbare Möglichkeit, den eigenen Atem zu steuern, ohne direkt auf die eigentliche Atmung zu achten. Für viele traumatisierte Menschen ist es nach meiner Erfahrung schwer, bewusst in die Atmung zu gehen. Sie spüren ihren Körper zu wenig und/oder es macht ihnen Angst, in die Entspannung zu gehen, denn dann erleben sie oft, dass beängstigende Bilder hochkommen. Durch diese Technik behalten sie die ganze Zeit die Kontrolle über die Atemtiefe, sie können selbst regulieren, wohin der Atem fließen soll, und nehmen gleichzeitig eine Beobachter*innenposition ein. Außerdem hilft diese Übung dabei, sich zu fokussieren und die inneren Bilder weiterziehenzulassen.

Unsere Atmung ist die einzige vegetative Funktion, die wir, zumindest zeitweise, willentlich beeinflussen können. Wenn wir tief durchatmen, verlangsamt sich der Herzschlag und der Blutdruck sinkt. Wir gaukeln dadurch dem Körper entschleunigtes Atmen vor, so als würde er schlafen, und kommen so in einen Entspannungszustand. Wenn wir dagegen flach atmen, verspannt sich der Brustkorb, Atemräume verengen sich und das Ausatmen kommt zu kurz. Beim Einatmen wird der leistungsorientierte Teil, der Sympathikus, aktiviert, der uns in den Modus Flucht und Kampf bringt. Wenn wir gestresst sind, steht das Einatmen im Vordergrund. Das Ausatmen bedeutet Loslassen und Entspannung. Denn beim Ausatmen ist es der Parasympathikus, der angeregt wird, der beruhigende Teil des vegetativen Nervensystems.

8.4.2 Übungen zur Distanzierung

Oft berichten Frauen, dass sie sich von belastenden Erinnerungsbildern nicht lösen können. Sie tauchen häufig dann auf, wenn sie zur Ruhe kommen und der Stress des Tages abfällt. Manchmal passiert das auch nach einer Begegnung mit etwas, das die Erinnerung wieder aktiviert, das können z. B. Nachrichten über Gewaltverbrechen im Fernsehen sein, ein Geruch, eine zufällige Berührung auf der Straße oder das Erleben von Enge, wie beim Busfahren.

Frau E. erzählte mir, dass sie sich von diesen Erinnerungsbildern manchmal wie durchflutet fühlt. Ich zeigte ihr Übungen, die hilfreich sein können, mehr Abstand zwischen sich und den inneren Bildern zu bringen. Denn diese Erinnerungen sind nur *ein Teil* von einem, auch wenn sie sich anfühlen, als ob sie die Kontrolle über den gesamten Menschen übernehmen. Wenn überwältigende Erinnerungen hochkommen, muss man in der Lage sein, sich davon zu distanzieren, um sich wieder beruhigen zu können. Und das geschieht am besten, wenn man sich im Hier und Jetzt wieder gut und sicher verortet weiß.

Die Leinwand-Übung

Manchmal bringen Erinnerungen Schreckensbilder mit sich, die wie ein Film in einem ablaufen. Die Leinwand-Übung (in Anlehnung an Hantke & Görgis, o. J.) kann helfen, sich von diesen zu distanzieren.

> Frau E. bat ich darum, sich im Beratungszimmer eine Wand auszusuchen, an der sie ihren Film wie auf eine imaginäre Leinwand pro-

jizieren kann. Ich bat sie, sich vorzustellen, dass sie eine Fernbedienung in der Hand hält und jederzeit damit Einfluss auf ihren Film nehmen kann.
Ich: »In welcher Größe sollte der Film gezeigt werden? Ganz klein oder ziehen Sie ihn ganz groß? Probieren Sie es aus, was gut passt.«
Frau E.: »Ich will die Bilder ja gar nicht sehen. Selbst dann nicht, wenn sie klein sind.«
Ich: »Vergessen Sie nicht, Sie haben die Fernbedienung in der Hand. Sie können entscheiden, welche Größe Ihr Film haben sollte. Wählen Sie das Format, was für sie am meisten aushaltbar ist. Sie können den Film auch erstmal unscharf einstellen. Probieren Sie es gern ein wenig aus.
Frau E.: »Ja, unscharf und klein ist erstmal besser.«
Ich: »Lassen Sie sich Zeit, bis es passt.«
Frau E.: »Ich versuche, es ein wenig schärfer zu stellen. Es ist immer noch klein, aber so ist es in Ordnung.«
Ich: »Ist ihr Film schwarz-weiß oder in Farbe?«
Frau E.: »In Farbe.«
Ich: »Soll er farbig bleiben oder wollen Sie ihn verändern? Er kann schwarz-weiß werden, einen Rotstich haben, in Blaustufen verlaufen oder in Grau zu sehen sein, egal – es ist ihre Entscheidung.«
Frau E.: »Er kann so bleiben, wie er ist.«
Ich: »Ist es ein Tonfilm?«
Frau E.: »Ja, leider. Kann ich den Ton wegdrehen?«
Ich: »Machen Sie es einfach. Sie können jederzeit Einfluss nehmen. Es ist Ihr Film und Sie haben die Fernbedienung in der Hand.«
Frau E.: »Ja, es wird leiser.«
Ich: »Können Sie den Ton ganz ausstellen?«
Frau E.: »Ich denke ja, aber so ist es gut.«
Ich: »Wie fühlt es sich bis hierher bereits an?«
Frau E.: »Ich habe immer noch Angst vor meinem Film, vor den Bildern, die ablaufen. Aber ich bin wirklich abgelenkt, weil ich mich auf die Fernbedienung konzentriere und auf das, was ich verändern kann. Und es funktioniert tatsächlich.«
Ich: »Wollen Sie noch mehr ausprobieren?«
Frau E.: »Ja, gerne.«

Ich: »In welchem Genre spielt ihr Film? Ist es ein Krimi, ein Thriller, ein Abenteuerfilm?

Frau E.: »Es ist ein Horrorfilm, in Kleinformat, fast ohne Ton.«

Ich: »Wenn Sie wollen, können Sie auch hier per Fernbedienung das Genre verändern. Wie würde Ihr Film als Komödie ablaufen? Was müsste sich dafür verändern? Wie wäre er als Heldinnengeschichte? Wie sollte er weitergehen und wie enden? Lassen Sie sich Zeit und versuchen Sie es.«

Frau E. genoss diese Art der Imagination sehr. Sie fühlte sich in der Lage, nicht nur Schreckensbilder mit Hilfe der Leinwand und der Fernbedienung auf Abstand zu bringen, sondern konnte auch einzelne Personen oder Szenen so weit verändern, dass Sie einen Teil ihres Schreckens verloren.

Mit der Vorstellung, die Bilder oder den inneren Film »aus sich herausnehmen« zu können und selbst zu bestimmen, wie groß oder klein, nah oder fern, scharf oder unklar sie es betrachten wollte, erlebte sie wieder Selbstwirksamkeit und wurde ruhiger.

Zu erleben, mehr zu sein als die Erinnerungen und den damit einhergehenden Gefühlen, und sie selbst regulieren zu können, ist eine wichtige Erfahrung, sich in der eigenen Wirksamkeit wieder erleben zu können. Denn dass Schreckensbilder immer wieder auftauchen, ist nicht verhinderbar. Aber die betroffenen Menschen bringen sich wieder in die Lage, autonom zu bestimmen, wie nah und in welcher Intensität die Bilder herankommen dürfen.

Gegenbilder finden

Luise Reddemann (2022) beschreibt in ihrem Buch »Imagination als heilsame Kraft« weitere hilfreiche Übungen, auf die ich in den nächsten Beispielen immer wieder eingehen werde. Eine dieser Übungen dient zur Distanzierung von Schreckensbildern, indem Gegenbilder zu den Schreckensbildern gefunden werden. Schreckensbilder bleiben, wie oben schon beschrieben, im Kopf haften und hinterlassen das Gefühl, ihnen ausgeliefert zu sein und sie nicht mehr loswerden zu können.

Frau E. bat ich darum, sich ein Gegenbild zu suchen, das mit positiven Emotionen besetzt war. Das konnte ein Bild von einem Erlebnis aus der Kindheit sein oder aus einem Urlaub, von einem Sonnenuntergang, einem Vogel im Nest, dem Blick aufs Meer, einer Blume oder was auch immer.

Sie erzählte, dass sie schon dann entspannen konnte, wenn sie in ihrer Vorstellung auf ihrem Pferd sitzt und über freies Gelände reitet. Ich ließ mir von ihr genau beschreiben, wie es ihr bei dem Ritt ging, was sie sah, was sie roch, was sie auf der Haut spürte. Dann erst bat ich sie darum, es für sich auszuprobieren, wann immer die Schreckensbilder auftauchten, zwischen ihnen und dem Gegenbild »Reiten« zu pendeln.

Es geht also nicht darum, die Schreckensbilder zu verbannen oder wegzuschließen, sondern eine Wahl zu haben, die Bilder zu wechseln und bei positiv verankerten Bildern verweilen zu können. Frau E. erlebte, dass sie einen Einfluss darauf haben konnte, die Schreckensbilder zu begrenzen. Sie konnte jetzt die Bilder und Gedanken kommen und gehen lassen. Sie hatte die Wahl, und das half ihr, aus der Ohnmacht herauszufinden.

8.4.3 Arbeit mit inneren Anteilen

»System der inneren Familie« nach Schwartz

Ansätze der systemischen Teilemodelle habe ich bereits im Kapitel 2.2 erklärt. Nach Luise Reddemann (2022) hat jeder Mensch innere Anteile in sich, denn wir waren als Kinder oder als Jugendliche anders als wir heute sind, und doch haben uns die Erfahrungen aus jener Zeit geprägt und leben in uns weiter. Es gibt also jüngere Ichs, die zur Schule gingen, Freundschaften schlossen, Erfolge hatten, scheiterten, wieder aufstanden, sich verliebten, sich trennten, Konflikte austrugen oder vermieden, Kränkungen und Heilungen erlebten. Wir sind auch heute andere, als wir gestern waren. Wir tragen in uns einen Fundus an Erlebtem, an Ressourcen und Fähigkeiten. Wenn eins dieser früheren Ichs verletzt wurde, durch Kränkung, Verlust oder Gewalt, ist dieses Ich manchmal wie eingefroren. Es ist dann so, als ob es wie eingekapselt weiterlebt, ohne zu wissen, dass das Leben weitergegangen ist und damit verbundene neue Erfahrungen und Strategien dazugekommen sind.

Frau E. wurde in Anspannungszuständen sprachlos und so saß sie mir in einer Beratung stumm gegenüber. Ich bat sie darum, zu schauen, welcher Anteil in ihr das sei, der keine Worte mehr sagen konnte. Ich fragte behutsam, wie alt dieser Anteil sei. Und da sie nicht reden konnte, antwortete sie mir, indem sie in ihr Smartphone schrieb: »Ungefähr 12«

Ich: »Wissen Sie, es gibt manchmal Anteile in uns, die sind wie erstarrt, weil ihnen etwas Schlimmes zugefügt wurde, was sie damals nicht ändern konnten und dem sie sich hilflos ausgeliefert fühlten. Vielleicht weiß ihr Anteil gar nicht, dass ihr Leben weitergegangen ist, dass Sie erwachsen geworden sind und in Ihrer eigenen Wohnung in Sicherheit leben. Ich bitte Sie, zu versuchen, diesen Anteil zu begrüßen. Vielleicht mit den Worten: 12-jähriges Ich, ich spüre dich.«

Sie schüttelte mit dem Kopf wie für ein Nein.

Ich: »Gibt es etwas, was Ihnen Angst macht vor diesem Schritt?«

Sie nickte.

Ich: »Es geht mir heute nicht darum, dass Sie mit diesem Ich reden oder sich um es kümmern sollen. Mir geht es heute nur darum, dass Sie ihm bewusst machen, dass Sie es wahrnehmen. Stellen Sie sich bitte ein Kind vor, das Ihnen ganz dringend etwas mitteilen möchte, aber Sie können ihm – aus welchen Gründen auch immer – nicht zuhören. Was denken Sie, was das Kind tun wird? Ich vermute, es wird lauter werden, mit dem Fuß aufstampfen, ärgerlich werden, weil es ihm wirklich wichtig ist, was es zu sagen hat. Mit den inneren Ichs ist es ähnlich. Wenn sie nicht gesehen werden, dann werden sie manchmal lauter oder gar radikal, weil sie nicht wahrgenommen werden. Ich bitte Sie, Ihrem jüngeren Ich lediglich mitzuteilen, dass Sie es spüren und dass Sie wissen, dass es da ist. Sie können ihm auch dazu sagen, dass Sie noch nicht bereit sind, ihm zuzuhören, weil es Ihnen noch zu viel Angst macht.«

Sie nickte.

Ich: »Was spüren Sie?«

Frau E. schrieb: »Es wird ruhiger.«

Ich: »Würden Sie ihm dafür danken, bitte?«

Sie nickte.

Ich: »Wenn Sie möchten, können Sie dem Ich davon erzählen, dass Sie heute erwachsen sind und in Sicherheit leben. Vielleicht weiß es das noch gar nicht.«

Frau E. nickte.

Ich: »Mehr braucht es für heute nicht. Vielen Dank.«

Frau E. (zu mir sprechend, denn die Worte kamen wieder): »Das ist seltsam, das zu tun.«

Frau E. erzählte mir, dass es gut gewesen ist, dass ich sie nicht gedrängt habe, wieder zurück in die Sprache zu finden. Sie konnte nicht sagen, warum sie manchmal so sprachlos wurde, sie wusste nur, dass sie irgendwann wieder aus der Stummheit zurückfinden würde, es brauche manchmal einfach Zeit und keinen Druck. Es war gut, das von ihr mitgeteilt zu bekommen.

Richard Schwartz' (2024) Konzept »System der inneren Familie« (IFS; engl.: Internal Family Systems) unterscheidet zwischen drei Arten innerer Anteile.

Verletzte/verbannte Anteile. Diese Anteile sind Träger von Verletzungen und sehr schmerzhaften Erfahrungen, die noch nicht integriert sind. Diese Verletzungen können z.B. Gewalt oder schwere Verlusterfahrungen sein, aber auch Erlebnisse von nicht gesehenen kindlichen Bedürfnissen. Wenn diese verbannten oder verletzten Anteile sich bemerkbar machen, vielleicht mit einem Gefühl von absoluter Einsamkeit oder mit heftigsten Wutausbrüchen, besteht für das Gesamtsystem die große Gefahr, dass sich die Person nicht mehr regulieren kann, weil der Schmerz dieser Erfahrungen in seiner Heftigkeit alles überfluten könnte. Bei Frau E. wäre das, was sie verstummen lässt, so ein verbannter Anteil.

Beschützer: Manager und Nothelfer. Neben den Verbannten gibt es laut Schwartz die *Beschützer.* Das sind zum einen die Manager, die versuchen, vorausschauend zu verhindern, dass es zu einem Kontakt mit den Verbannten auch nur ansatzweise kommen könnte. Sie versuchen, im Vorfeld alles zu verhindern, damit die Verbannten nicht »getriggert« werden können. Die Manager reagieren z.B. mit starker Selbstkritik, um Kritik anderer zuvorzukommen, sie könnten Herausforderungen meiden, haben einen hohen perfektionistischen Anspruch oder passen sich den Erwartungen anderer an. Manchmal sind diese Manager selbst kindliche Anteile, die wie Erwachsene reagieren wollen, sie sind dann eher starr, unreflektiert und bleiben im Schwarz-Weiß-Denken verhaftet. Dagmar Kumbier (2013) nennt diese Art von Beschützern »Scheinerwachsene«. Bei Frau E. wären diese Manager ihre heftige Selbstabwertung, um damit Fremdkritik entgegenzuwirken. Sie bezeichnete sich dann als »nicht liebenswert« und dachte, niemand würde sie jemals als Freundin auswählen. Sie vermied Herausforderungen und war sehr perfektionistisch in dem, was sie tat.

Zum anderen gehören zu den Beschützern die Nothelfer, auch Firefighter genannt. Sie haben wie die Manager die Aufgabe, die verletzten Anteile in der Verbannung zu halten. Sie reagieren im Notfall, wenn die Erinnerungen und Gefühle der Verbannten, trotz aller Bemühungen der Manager, durchzubrechen versuchen. Die Firefighter reagieren reaktiv, das heißt, sie versuchen, auf schnellstem Weg die Lage unter Kontrolle zu bringen, in dem sie z. B. das Gesamtsystem mit Drogen, Alkohol, Selbstverletzung und Essanfällen betäuben. Sie können aber auch mit Dissoziation reagieren und die Person in einen Zustand von Leere und Apathie bringen. Bei Frau E. reagierten die Firefighter in diesem Fall mit Sprachlosigkeit. In anderen Situationen verletzte sich Frau E. mit einer Rasierklinge oder fiel in einen Zustand von Resignation, verbunden mit starken Suizidgedanken.

Das Selbst. Als letztes spricht Schwartz von dem *Selbst*. Das Selbst ist aus seiner Sicht der Sitz des Bewusstseins. Dieses Selbst hat von der Geburt an alles, was es zu einer guten Führung benötigt. Das sind Eigenschaften wie mitfühlend, beobachtend, allparteilich, offen, wissbegierig, vertrauend und akzeptierend. Das Selbst schien bei Frau E. oft wie verschwunden zu sein, als ob es von den Beschützeranteilen in den Hintergrund befördert worden sei, um mögliche Gefahr von ihm abzuwehren. In der Arbeit mit Frau E. war es wichtig, die Schutzfunktion der Firefighter und der Manager wertzuschätzen. Die Angst, in Kontakt mit dem verletzten 12-jährigem Ich zu kommen, war sehr deutlich spürbar. Von daher ging es mir nicht darum, zu erfahren, wer dieser Anteil sei und was er mit sich trägt, sondern mir war es wichtig, ihn zu begrüßen und einzuladen, sich einfach nur umzuschauen und den Erzählungen von Frau E. zuzuhören, um zu erkennen, dass die Situation heute eine andere ist als die damalige, in der das 12-jährige Ich lebte.

Das Selbst spreche ich in der Therapie als die erwachsene, fürsorgliche und beobachtende Instanz an, um mit ihrer Hilfe, die inneren verletzen Anteile wahrzunehmen und zu versorgen und gleichzeitig die beschützenden Anteile in ihrer Arbeit zu unterstützen und gegebenenfalls zu begrenzen. Dazu gebe ich im nächsten Abschnitt das Beispiel mit der Imaginationsübung.

Imaginationsübung »Der innere Ort der Geborgenheit«

Imaginationsübungen funktionieren über die eigene Vorstellungskraft, diese Kraft, die Kindern so natürlich und vertraut ist und die uns als Erwachsene leider verloren gegangen scheint. Kinder imaginieren sich gerne im Spiel an verwunschene Orte und haben magische Wesen, die sie begleiten und unterstützen. »Der innere Ort der Geborgenheit« ist eine Übung, die dabei helfen soll, sich zu beruhigen und sich oder jüngeren Ichs fürsorglich zu begegnen.

Bei Frau E. leitete ich die Übung wie folgt an.
Ich: »Ich glaube daran, dass jedes jüngere Ich wichtig ist, egal ob man es gut findet, dass es zu spüren ist oder nicht. Von daher würde ich heute gerne die Zeit dafür nutzen, Ihrem jüngeren 12-jährigen Ich, das Sie oft verstummen lässt, etwas Unterstützendes anzubieten. Vielleicht hilft es Ihnen, dass Sie in bestimmten schwierigen Momenten nicht mehr in Sprachlosigkeit versinken, sondern sich und ihr jüngeres Ich gut versorgen können.
Dafür möchte ich Sie bitten, sich entspannt hinzusetzen und die Augen offen zu lassen. Suchen Sie sich bitte eine Stelle in diesem Raum, die Sie ganz entspannt betrachten.«
Ich wartete, bis Frau E. sich entspannt hinsetzte und ihren Blick im Raum ruhen ließ.
Dann fuhr ich fort: »Ich lade Sie jetzt dazu ein, sich an Momente zu erinnern, in denen Sie sich ganz geborgen fühlten. Und ich bitte ich Sie nun, dass Sie sich von diesen Erinnerungen ausgehend einen

Ort vorstellen, wo all das, was Sie mit Geborgenheit verbinden, gegeben ist. Lassen Sie sich Zeit dabei. Das kann ein ganz realer Ort sein, vielleicht eine Wiese am See, vielleicht ein besonderer Raum, es kann aber auch etwas ganz Unreales sein, etwas, das es hier auf der Erde nicht gibt. Begeben Sie sich in Ihrer Vorstellung an diesen Ort, an dem Sie sich ganz und gar geborgen fühlen. Lassen Sie Gedanken und Bilder dazu entstehen.
Und dann geben Sie diesem Ort bitte eine Begrenzung. Wählen Sie die Begrenzung so aus, dass Sie sich in Ihrem Ort sicher und geschützt fühlen.
Dieser Ort ist nur für Sie da, nur Sie haben Zutritt dazu. Ich empfehle Ihnen, keinen anderen Menschen dazuzubitten. Sie dürfen sich gerne als Unterstützung ein Tier einladen oder ein liebevolles Wesen, das sie belgeiten darf und welches es gut mit Ihnen meint.
Was sehen Sie an Ihrem Ort? Ist es angenehm, was Sie sehen? Falls nicht, verändern Sie es bitte noch einmal, so lange, bis es ganz für Sie passend ist.
Welche Geräusche hören Sie? Sind es angenehme Geräusche? Falls nicht, verändern Sie auch diese, wieder so lange, bis es ganz wohlklingende Geräusche sind.
Was spüren Sie auf Ihrer Haut, unter Ihren Füßen, im Gesicht? Wie ist die Temperatur? Ist es angenehm, was Sie spüren? Wenn ja, lassen Sie es zu, wenn nicht, verändern Sie es bitte wieder so, bis es für sie gut passt.
Welche Gerüche nehmen Sie wahr? Achten Sie auch hier darauf, dass Sie sich mit den Gerüchen so ganz und gar wohlfühlen.
Können Sie sich in Ihrem Ort so bewegen, dass Sie sich wohlfühlen? Können Sie jede Körperhaltung einnehmen, die Ihnen guttut?
Wenn noch etwas fehlt, verändern Sie es bitte, bis es für Sie stimmig ist und Sie sich ganz und gar geborgen fühlen.
Mögen Sie sich einen Namen für Ihren Ort aussuchen? Oder gibt es eine Geste, die für Sie ganz passend für diesen Ort erscheint? Dann sagen Sie sich diesen Namen oder machen diese Geste.
Wenn Sie so weit sind, dann verlassen Sie diesen Ort wieder. Sie wissen, er ist immer für Sie da, Sie brauchen nur die Geste zu machen oder den Namen zu nennen, dann wird er für Sie erscheinen.

Kommen Sie bitte wieder achtsam in diesen Raum zurück. Spüren Sie die Füße auf dem Boden und den Stuhl, auf dem Sie sitzen. Sie sind wieder im Hier und Jetzt. Recken und strecken Sie sich bitte.«

Frau E. stellte sich als Ort der Geborgenheit eine Höhle vor, in die ihr 12-jähriges Ich jederzeit gehen könnte. In der Höhle war es gemütlich. Es gab dort Decken, Kissen, Kuscheltiere und etwas zum Knabbern. Glühwürmchen flogen herum, sie hörte ihr Lieblingshörbuch und es gab ein Kühlfach mit viel Eis. Sie suchte sich auch ein Tier aus, das die 12-Jährige beschützen würde. Es war ein Wolf. Der Name, den sie für diesen Ort aussuchte, war »Zauberhöhle«.

Imaginationsübungen sind eine wundervolle Methode, um die inneren Selbstheilungskräfte zu aktivieren. Das Erleben, dass wir selbstständig in der Lage sind, uns über die Vorstellung eines guten inneren Ortes zu beruhigen, stärkt die eigene Handlungsfähigkeit. Es setzt dem Erleben von Ohnmacht oder Ausgeliefertsein etwas entgegen, nämlich die Befähigung, einen regulierenden Einfluss auf die eigenen Bedürfnisse und Emotionen zu haben.

Ich möchte an dieser Stelle betonen, wie wichtig es ist, fürsorglich mit sich und allen Anteilen umzugehen. Die Fähigkeit, Empathie für sich selbst zu empfinden und sich Trost zu spenden, ist eine essentielle Voraussetzung dafür, aus Anspannungszuständen herauszukommen.

Die Imaginationsübung »der innere Ort der Geborgenheit« wird in der therapeutischen Arbeit viel genutzt und von Klient*innen oft als hilfreich empfunden. Bei der Anleitung von Imaginationsübungen mit traumatisierten Menschen ist es wichtig, sie darauf hinzuweisen, die Augen offenzuhalten und entspannt einen Punkt im Raum anzuschauen. Mit geschlossenen Augen ist die Gefahr zu groß, dass sich Bilder mit traumatischen Erlebnissen auftun und die Klient*innen diese nicht so leicht wieder verlassen.

Bitte nehmen Sie sich als Professionelle Zeit für diese Übung. Imaginationsübungen dienen dazu, sich zu beruhigen, aus hohen Erregungszuständen selbstständig wieder herauszufinden. Auch Sie selbst dürfen dabei entspannen. Genießen Sie es, mit Ihrem Gegenüber auf

die innere Reise zu gehen. Vielleicht mag Ihr Klient oder Ihre Klientin Ihnen von ihrem Ort erzählen. Dann hören Sie achtsam zu. Wenn sie ihren Ort für sich behalten und nicht davon erzählen möchte, akzeptieren Sie das bitte auch.
*Es gibt eine große Auswahl von Imaginationsübungen, die Sie in verschiedenster Literatur nachlesen können. Probieren Sie aus, was zu Ihnen passt, und bitten Sie ihre Klient*innen darum, die Übungen auszusuchen, die sie selbst als geeignet für sich empfinden.*

Für die meisten Klient*innen ist diese Übung wie ein Geschenk. Sie bietet die Möglichkeit, die eigenen Selbstheilungskräfte zu aktivieren und dadurch innere Anspannung mit Hilfe der eigenen Vorstellungskraft und der Unterstützung aller Sinne zu reduzieren. Es ist hilfreich, diese Übungen zu wiederholen und einzuüben und mit Gesten und Symbolen zu verankern, bis sie verinnerlicht wurden. Dann ist es leichter, sie im passenden Moment einzusetzen.

8.5 Was hat Sucht mit Trauma zu tun?

Wie ich bereits ausgeführt habe, verstehe ich den Konsum von Suchtmitteln bzw. das Aufrechterhalten von süchtigem Verhalten als eine mögliche Lösungsstrategie, um mit den überwältigenden Erinnerungen aufgrund von Traumatisierung zurechtzukommen. Die oben beschriebenen Symptome einer posttraumatischen Belastungsstörung sind für die Betroffenen äußerst belastend. Nicht zur Ruhe kommen, ständig auf der Hut sein müssen, Erinnerungsbilder bekämpfen, sich vor Albträumen fürchten und das Schlafen vermeiden und mit Ängsten umgehen müssen, das alles beeinflusst den Alltag und die Lebensqualität stark.

Einige meiner Klientinnen waren in psychiatrischer Behandlung und erhielten Psychopharmaka mit beruhigender und angstlösender Wirkung, was z. B. das Einschlafen ermöglichen sollte. Für sie waren diese Medikamente entweder nicht ausreichend in ihrer Wirkung oder sie haben sie aufgrund der starken Nebenwirkungen, wie Gewichtszunahme, Benommenheit oder emotionaler Gedämpftheit, nicht eingenommen. Durch die Einnahme von Drogen stellte sich außerdem oft viel schneller die gewünschte Wirkung ein. Amphetamine z. B., als leistungssteigernde Mittel, wirken innerhalb weniger Minuten und verhindern das gefürchtete Zur-Ruhe-Kommen. Außerdem unterdrücken sie das Fühlen, denn der Körper ist nur noch darauf fokussiert, Höchstleistung zu bringen. Alkohol betäubt Erinnerungen, wirkt unter anderem angstlösend und enthemmend. Außerdem ist der Alkohol leicht im Supermarkt erhältlich, die Dosis kann selbst bestimmt werden und der Konsum wird in einem gewissen Rahmen gesellschaftlich toleriert. Cannabis hat vor allem eine beruhigende und angstlösende Wirkung. Alternativ greifen einige zu weiteren Beruhigungs- und Schmerzmittel, die sie sich legal oder illegal besorgen und die sie in höheren Dosen zu sich nehmen.

Dient das Konsumieren von Suchtmitteln der Selbstmedikation, dann finde ich es kontraproduktiv, diesen Lösungsversuch als Beraterin oder Therapeutin unterbinden zu wollen, indem ich auf eine abstinente Lebensweise verweise. Erstens ist es übergriffig, wissen zu wollen, was für die Klientin richtig ist, und zweitens wird Konsumverbot oft beantwortet mit einer Zunahme von selbstverletzendem Verhalten und dem Aufblühen einer Essstörung. In dem Moment, in dem diesen Frauen in ihre Autonomie eingegriffen wird, versuchen sie, sich die Kontrolle über andere Wege zurückzuholen. Oder mit dem Blick auf die Ansätze der »inneren Familie« erklärt: Die Beschützer (die Firefighter) suchen sich neue Möglichkeiten, das Auftauchen von Verbannten effektiv und schnell zu unterdrücken.

Frauen erzählen, dass sie es sich verbieten würden, zu essen, weil sie es ihrer Meinung nach nicht verdienen, Genuss zu erleben. Andere meinen, sie behalten wenigstens über das Essen oder Nicht-Essen die Kontrolle über einen Teil ihres Lebens. Wieder andere erklären, dass sie mit Hilfe des Essens Leere in ihrem Inneren ausfüllen, und leiden unter Heißhungerattacken.

Über die Selbstverletzung gelangen Klientinnen aus Zuständen wieder heraus, die für sie nicht aushaltbar sind. Das können dissoziative Momente sein, in denen sie sich wie weggeschaltet fühlen. Oder es können Gefühlsüberflutungen sein, die sie als nicht aushaltbar erleben, wie Angst und Scham. Auch Schuldgedanken können übermächtig werden. Durch die Selbstverletzung werden Stopps gesetzt und die Klientinnen holen sich wieder zurück ins Hier und Jetzt.

Manchmal spüren die Frauen ihren Körper nicht mehr. Durch die Verletzungen gelangen sie wieder in Kontakt zu ihm.

Der vollständige Verzicht auf das Suchtmittel ist also nicht immer eine gute Lösung. Deshalb finde ich es wichtiger, mit den Betroffenen zu überlegen, was sie stattdessen tun könnten, um Anspannungszustände zu regulieren. Die oben vorgestellten Übungen können dafür hilfreich sein.

Meine Aufgabe sehe ich darin, zu stabilisieren, indem ich den Klient*innen einen Beratungsort biete, an dem sie sich sicher fühlen und indem ich ihnen Handwerkszeug in Form verschiedener Übungen mitgebe, die ihnen helfen, sich zu beruhigen, sich zu trösten, sich selbst zuzuwenden und sich von Schreckensbildern zu distanzieren.

Weiterhin ist es von großem Wert, wenn die betroffenen Frauen ihre Erlebnisse und die daraus folgenden Reaktionen einordnen können. Sie sollten wissen: Das, was passiert ist, ist das Schlimme, nicht ihre Reaktionen darauf. All die Symptome, unter denen die Betroffenen leiden, sind normale Reaktionen auf abnormale Ereignisse.

Es ist aus meiner Erfahrung nicht nötig und oft auch nicht hilfreich, die Klient*innen in ihre Erinnerungen wieder eintauchen und im Erzählen ihr Leid noch einmal durchleben zu lassen. Im Rahmen einer Beratung finde ich es besonders unangebracht, denn eine Beratung ist keine Therapie. Wenn Klient*innen an ihren traumatischen Erlebnissen arbeiten möchten, empfehle ich eine ambulante oder stationäre Traumatherapie.

8.6 Wie begegne ich der Suizidalität?

Suizidgedanken oder Suizidversuche kennen die meisten Menschen mit Traumafolgen. Manche erzählen mir, dass es keinen Tag gibt, an dem sie nicht über Selbsttötung nachdenken. Suizidgedanken treten dann auf, wenn man sich aufgrund von Krisen, Krankheit oder großer Erschöpfung wie in einer Sackgasse fühlt, aus der es kein Heraus gibt. Dann erscheint der Wunsch, sich das Leben zu nehmen, als einzige verbleibende Lösung. Es gibt die große Hoffnung, dass es mit dem Tod leichter und friedlicher wird, dass die Probleme endlich weg sind, dass man seine Mitmenschen nicht mehr so belastet oder man frei von Schmerzen ist.

Menschen, die zu mir in die Beratung kommen, frage ich in den ersten Gesprächen gezielt nach Suizidgedanken. Haben Sie ab und an Suizidgedanken? Wie häufig treten sie auf? Wann haben Sie das letzte Mal solche Gedanken gehabt? Haben Sie schon Suizidversuche vorgenommen? Was war Ihr Anteil daran, dass Sie noch am Leben sind? Was wäre gut zu tun, wenn die Suizidgedanken Sie wieder aufsuchen? Was war bisher Ihre erfolgreiche Strategie? Wenn Sie Suizidgedanken einholen, was könnte meine Aufgabe sein? Was sollte ich als Suchtberaterin in diesem Zusammenhang unterlassen? Welche Erfahrungen haben Sie mit Kliniken gemacht? In welche Klinik würden Sie gerne im Notfall aufgenommen werden?

Es bewirkt schon eine erste Erleichterung, wenn Klient*innen über ihre Suizidgedanken reden können.

Aus den Gesprächen mit Menschen mit Suizidgedanken höre ich immer wieder heraus, dass diese keine Sehnsucht nach dem Tod, sondern eine unglaubliche Sehnsucht nach dem Leben haben. Nur sieht ihr aktuelles Leben nicht so aus, wie sie es sich wünschen. Manchmal können sie ganz klar benennen, was ihnen fehlt und was anders sein sollte, manchmal haben Sie keine Idee dazu, nur dass es so nicht weitergehen kann. Für diese Krisen braucht es Aufmerksamkeit, Ruhe und eine klare Haltung. Zuweilen wirkt es für Betroffene bereits entlastend, wenn sie sich ausdrücken können, in den Kontakt kommen, gehört und verstanden werden. Dazu ist klares Nachfragen nötig. Um die Gefahr einschätzen zu können, ob ein Suizidversuch bevorsteht, sollte danach gefragt werden, wie konkret die Selbsttötungsabsichten aussehen. Gibt es klare Pläne oder sind sie eher diffus? Gibt es schon Vorbereitungen für einen Suizid? Und was genau macht die Krise gerade aus? Welche Lösungen wären möglich? Welche guten Lösungen gab es in ähnlichen Krisen schon mal in der Vergangenheit?

Auch bei Suizidabsichten bietet es sich an, nach den inneren Anteilen zu fragen, die so lebensmüde sind. Welcher Anteil fühlt sich so schwer beladen? Welches Alter könnte er haben? Was könnte dieses jüngere Ich brauchen? Welcher ältere Anteil kann tröstende Worte sagen? Wie kann man das erwachsene Selbst stärken, so dass es imstande ist, wieder ein Gleichgewicht unter den Anteilen herzustellen?

Mit Frau E. schloss ich einige Male einen Lebensvertrag. Ich nannte ihn bewusst nicht »Antisuizidvertrag«, denn es ging nicht darum, gegen den Suizid zu sein, sondern für das Leben. Manchmal machte ich diesen Vertrag von einem Tag auf den anderen und wir gaben uns die Hand dazu. In diesem Vertrag stand, dass die Klientin mir versicherte, bis zu unserem nächsten Kontakt – und manchmal war das der kommende Tag – am Leben zu bleiben. Wenn sie mir das nicht zusichern konnte oder ich meine Sorgen nicht loswurde und auch nach einem Gespräch mit Kolleg*innen diese nicht kleiner geworden waren, kontaktierte ich die Fachklinik oder den Sozialpsychiatrischen Dienst, die die Eigengefährdung prüften und im Notfall in eine Klinik einweisen ließen.

Liebe Zugehörige, wenn jemand aus Ihrem Umfeld suizidale Absichten äußert, holen Sie sich unbedingt professionelle Hilfe. Das kann der Hausarzt oder die Hausärztin sein, das nächste Krankenhaus, das Gesundheitsamt, oder rufen Sie den Notruf 112 an. Mit diesen Sorgen dürfen Sie nicht allein bleiben. Trauen Sie sich ruhig, bei dem Betroffenen konkret und klar nachzufragen. »Habe ich das richtig verstanden, dass du Gedanken hast, dir das Leben zu nehmen?« Meine Erfahrungen sind, dass dieses Nachfragen wie ein Aufrütteln sein kann, das entweder mit einem klaren »Nein, so war das nicht gemeint« beantwortet wird. Dann wäre es gut nachzufragen, wie der oder diejenige es denn gemeint habe. Oder es wird mit einem »Ja, du hast recht« oder einem »Ja, aber ich will nicht in eine Klinik« beantwortet. Bei den bejahenden Antworten oder auch wenn Sie merken, Ihre Sorge und Befürchtung werden trotz der Beteuerung, sich nicht das Leben zu nehmen, nicht weniger, dürfen Sie Ihre Sorge sehr ernst nehmen und entgegnen: »Du brauchst professionelle Hilfe. Die Klinik ist ein guter Ort für Menschen in einer schweren Lebenskrise. Ich kann dort für dich anrufen. Ich begleite dich auch dorthin.«

Wenn Ihr Gegenüber trotzdem vage bleibt, bitten Sie sehr deutlich um eine klare Entscheidung. »Ich möchte, dass du dich jetzt klar von deinen Suizidabsichten distanzierst. Wenn du das nicht kannst oder meine Ängste bleiben, rufe ich den Notarzt, denn ich kann das nicht einschätzen, wie schwerwiegend deine Krise ist. Wir brauchen jemand Professionelles dafür.«

8.7 Herausforderung Beziehungsarbeit – traumasensible Herangehensweise

Das Herausfordernde an der Arbeit mit traumatisierten Frauen ist oft die Fülle an Krisen und Problemen, mit denen die Frauen beladen sind. Oft wusste ich gar nicht, womit ich zuerst beginnen sollte. Die Probleme erschienen alle gleich schwierig, benötigten dringend eine Lösung, und das am besten sofort. Die Beziehung zu mir wurde ständig auf die Probe gestellt und hinterfragt. Meine Klientinnen fragten, was ich denn jetzt wirklich über sie denke, ob sie mich nicht zu sehr anstrengen, ob ich mich nicht lieber mit anderen Klientinnen befassen möchte, die wirklich Probleme haben, denn bei ihnen sei es nicht so schlimm, sie möchten hier auch niemand anderem den Platz wegnehmen.

Manches Mal war ich nach diesen Gesprächen sehr erschöpft, hatte das Gefühl, nicht gut im Gespräch gewesen zu sein, zu wenig Geduld zu haben, nicht kompetent genug zu sein und zu wenig achtsam. Dieses Phänomen beschrieben mir auch andere Kolleginnen. Dieses permanente Infragestellen therapeutischer Beziehung kostet enorm Kraft und ist zugleich ganz wesentlicher Bestandteil in der Arbeit mit traumatisierten Menschen. Denn bei ihnen wurde das Vertrauen in Beziehungen zu wichtigen Bezugspersonen aufgrund ihrer traumatischen Erfahrungen häufig schwer erschüttert.

Mir ist es wichtig, Klient*innen in der Beratung neue Beziehungserfahrungen anzubieten, indem ich mit ihnen Vertrauen aufbaue und halte, wir gemeinsam Lösungen finden, Verbindlichkeiten herstellen, die Scham möglichst klein halten und die Betroffenen wieder in Kontakt mit ihrer Würde kommen zu lassen.

Darüber hinaus arbeite ich mit Ressourcen, erkunde und befrage mit den Frauen ihre inneren Anteile, würdige kleine Schritte, erkläre Symptome wie Übererregung und Flashbacks, suche nach Methoden zum Beruhigen, vertraue auf Selbstheilungskräfte der Klientinnen, balanciere Nähe und Distanz aus und biete Wahlmöglichkeiten für das Erleben von Selbstwirksamkeit an.

Manchmal bin ich auch »einfach« nur da, höre zu und versuche zu verstehen. Es ist oft ein großes Bedürfnis der betroffenen Frauen, verstanden zu werden. Sie wollen keine schnellen Lösungen, sie wollen auch nicht hören, was bei wem schon geholfen hat. Sie möchten das Gefühl bekommen, *verstanden zu werden*.

Luise Reddemann (2022) formuliert es so:

> »Erfährt die Patientin [...] von Anfang an, dass ihre Therapeutin ihr zutraut, dass sie in sich Fähigkeiten zur Verfügung hat, sich selbst zu beruhigen und zu trösten, aber auch Trost anzunehmen, und sucht die Therapeutin gemeinsam mit der Patientin von Anfang an beharrlich nach deren Ressourcen, gibt das der Patientin viel Mut. Das bedeutet, dass sich die Therapeutin als mitfühlende Begleiterin zur Verfügung stellt und stets die gemeinsame Arbeit im Blick hat. Ich halte die einfache Frage für klärend: Wie hätte ein Mensch überlebt, wenn in ihm nicht die Selbstheilungskräfte, (Über-) Lebenswillen und etwas, das ihn tröstet, zur Verfügung stünden?« (S. 17)

Liebe Lesende, was können Sie als Zugehörige und Professionelle tun, wenn Sie Menschen mit traumatischen Erfahrungen begleiten? Menschen mit einem Traumahintergrund haben die Erfahrung machen müssen, dass die Grenzen ihrer Privatsphäre, ihres Wohnorts oder ihrer eigenen Person nicht beachtet und beschädigt wurden, oft durch Menschen, die ihnen vertraut waren. Von daher, helfen Sie mit, dass die Grenzen dieser Menschen sicher sind. Wie möchten Betroffene ihre Wohnung oder ihren Raum gestalten, dass sie sich sicher und geborgen fühlen? Unterstützen Sie sie dabei, Ideen zu entwickeln und diese nach den Wünschen der Betroffenen umzusetzen.

Wenn es Angelegenheiten zu klären gibt und die Betroffenen dabei Hilfe wünschen, z. B. bei einem Termin im Jobcenter oder bei einem

Arzt, begleiten Sie sie gerne, wenn Sie es einrichten können. Sprechen Sie vorher ganz genau ab, worin Ihre Hilfe bestehen soll.
Seien Sie transparent und erklären Sie, wenn es bestimmter Handlungen bedarf, wie z. B.: »Zu diesem Termin musst du gehen. Das ist wichtig. Ich erkläre dir auch gerne noch einmal, warum du diesen Termin einhalten musst. Ich schlage dir vor, dass ... Bist du damit einverstanden? Was brauchst du, um diesen Termin einhalten zu können? Ich kann dir als Unterstützung ... anbieten.« Bleiben Sie zugewandt, geduldig und klar und beteiligen Sie die betroffene Person immer an Ihren Überlegungen. Die Entscheidungen bleiben bei der Person.
Gemeinsame Mahlzeiten, an denen nicht über Probleme geredet wird und wo es möglich ist, auch ohne etwas zu essen, dabei sein zu dürfen, trägt zu einem guten Miteinander bei. Ebenso bei Spaziergängen, Ausflügen und Aktivitäten darf die Erfahrung von Entspannung im Alltag gemacht werden.
Es kann hilfreich sein, gemeinsam zu überlegen, wie der Tag strukturiert sein könnte und was die Person benötigt, um gut in den Tag zu kommen, was es an Herausforderungen geben könnte und was dafür gute Lösungsideen wären. Denn Struktur und Vorausschaubarkeit geben ein Gefühl von Selbstkontrolle.
Es ist wichtig, gemeinsam zu besprechen, wie Sie, liebe Zugehörigen, sich verhalten sollen, wenn Ihr Gegenüber in eine Krise gerät. Und das am besten in einem krisenfreien Moment. Was bedeutet es für die Person, sich in einer Krise zu befinden? Wie würden Sie es bemerken können? Können Sie Verabredungen treffen, wie die betroffene Person es Ihnen mitteilen kann, dass sie in einer Krise ist? Und was wäre gut, dann Hilfreiches zu tun? Was sollte auf keinen Fall getan werden? Was kann die Person für sich tun? Was sind ihre guten Erfahrungen?
Was wäre gut zu tun, wenn der betroffene Mensch in Schreckensbildern oder Flashbacks wie erstarrt erscheint oder in einer Dissoziation feststeckt? Fragen Sie ihn bitte im Vorfeld, was Sie tun können oder was Sie lieber sein lassen sollen. In der Regel kennen die Menschen diese dissoziativen Zustände bei sich. Nach meiner Erfahrung möchten Betroffene, dass man sie nicht allein lässt, bei ihnen bleibt und Ruhe ausstrahlt. Solche Zustände der Erstarrung können einen als Zugehörigen in Angst versetzen und sich vielleicht sehr hilflos mit

der Situation fühlen. Nehmen Sie sich Zeit, sich selbst zu beruhigen, atmen sie durch. Eine Dissoziation ist eine Notfallreaktion des Körpers, die nicht lebensbedrohlich ist. Wenn Sie sich dazu in der Lage fühlen, sprechen Sie die Person freundlich und klar an. Machen Sie ihr deutlich, dass das Hier und Jetzt sicher ist und keine Gefahr besteht. Stellen Sie einfache Ja-Nein-Fragen an die Sinne. So wie: »Kannst du meine Stimme hören?«, »Siehst du das Bild an der Wand?«, »Kannst du mal versuchen, deine Hände zu bewegen?«. Laden Sie die Person ein, in die Gegenwart zurückzukommen: »Versuche mal bitte, zurückzukommen.« Für manche Betroffene kann es hilfreich sein, sie an der Schulter zu berühren. Für wieder andere kommen Berührungen auf keinen Fall in Frage. Bitte klären Sie auch das vorher ab.

Genießen Sie gute Momente miteinander. Halten Sie sie gerne per Foto fest oder schreiben Sie sie gemeinsam auf. Es ist gut, sich in guten und in schweren Zeiten daran erinnern zu können.

Noch einige Worte zu Entscheidungen: Zur eigenen Autonomie gehört die Erfahrung, Entscheidungsspielraum zu haben. Dieser wurde traumatisierten Frauen oft genommen, in dem über ihre Grenzen hinweg entschieden und gehandelt wurde. Für die Wahrung des Autonomieerlebens braucht es die Erfahrung, sich selbst zu schützen und eigene Entscheidungen fällen zu dürfen. Es ist wichtig, Nein wie auch Ja zu etwas sagen zu können. Für das Erleben von Selbstwirksamkeit und dem Spüren des eigenen Wertes bzw. der eigenen Würde ist es nötig, dass die Betroffenen ihre Entscheidungen selbst treffen. Gerade dann, wenn sie ambivalent sind, sich nicht positionieren wollen oder können, die Haltung haben »Ich will mich nicht entscheiden, ich könnte etwas falsch machen«, ist es wichtig, nicht die Entscheidung zu übernehmen, sondern sie immer wieder an die Person zurückzugeben: »Entscheiden Sie bitte. Was benötigen Sie, um jetzt eine Entscheidung fällen zu können? Benötigen Sie noch Zeit? Bis wann wollen Sie sich entscheiden?«

8.8 Selbstfürsorge: Übung mit den Planeten

Vielleicht hat Sie, liebe Leserin und lieber Leser, dieses Kapitel emotional stark berührt? Und vielleicht fragen Sie sich deshalb, wie es für mich als Beraterin funktioniert, mit den Emotionen umzugehen, die ich spüre und oft auch mit nach Hause nehme, weil sich Emotionen nicht einfach wegstecken lassen, nur weil jetzt Feierabend ist? Ich möchte Ihnen hier noch eine weitere Übung – die Übung mit den Planeten (in Anlehnung an Hantke & Görgis) – zur inneren Beruhigung vorstellen, die ich selbst nutze. Und die vielleicht auch Ihnen helfen kann, wenn Sie mit suchterkrankten oder traumatisierten Menschen zu tun haben.

Die die Übung mit den Planeten hilft mir oft, nachts in den Schlaf zu kommen, wenn die Ereignisse des Tages meinen Verstand wachhalten, mir eine Klientin oder ein Klient nach Feierabend nicht aus meinem Kopf herausgehen will und ich wach im Bett liege und mich dabei erwische, wie ich überlege, was ich im Beratungsgespräch hätte anders machen können, was ich übersehen habe oder was hilfreicher für diesen Menschen gewesen wäre. Es braucht dann einen anderen Ort für die Klient*innen, denn was sollen sie in meinem Kopf oder in meinem Schlafzimmer? Das ist kein guter Ort für sie und für mein Schlafbedürfnis sehr hinderlich.

Ich stelle mir dann einen Planeten vor, der ganz weit weg ist. Er hat die Besonderheit, dass er sich nach den Wünschen und Bedürfnissen der Person verändern kann, die ihn betritt. Für eine Klientin stellte ich mir vor, dass der Planet für sie viel Weite bereithalten sollte. Dazu eine Wiese mit Blumen, weiter hinten einen See. Auf der Wiese stand ein Haus aus Stein mit festen Mauern und großen Fenstern. In diesem Haus gab es einen hellen Raum mit einer großen roten gemütlichen Couch, einer super Musikanlage und, ganz wichtig, eine Fahne ihres Lieblingsfußballvereins.

Aber selbst wenn ich keine eigene Idee finde, was ein guter Planet für die jeweilige Person wäre, wäre das völlig in Ordnung. Denn der Planet kann auch ganz ohne mein Zutun sich so verändern, dass es für diesen Menschen, der mir nicht aus dem Kopf gehen will, passt. Dieser Planet schafft die geeigneten Landschaften, wie Seen, Gebirge oder Blumenwiesen. Er sorgt für Essen und Trinken, wählt passende Musik aus, kreiert den richtigen Platz für Ruhe und Entspannung. Meinem Klienten oder meiner Klientin wird es dort gut gehen, es wird ihr an nichts fehlen.

Dann brauche ich nur noch zu überlegen, mit welchem Transportmittel ich sie dorthinbringen möchte. Rufe ich das Shuttletaxi, beame ich uns dorthin oder fliegen wir mit dem Zauberteppich? Wenn wir angekommen sind, verabschiede ich mich, denn ich kann diesen Planeten nicht betreten, es ist nur der Ort für meine Mitreisende. Ich darf zurückfliegen und mich in mein Bett legen.

KAPITEL 9

Arbeit mit den Zugehörigen

»Angenommen, Ihr/e Partner/in würde sich in der gleichen Weise Ihnen gegenüber verhalten, wenn er/sie kein Suchtproblem hätte, was würden Sie dann tun? Würden Sie unter dieser Voraussetzung in Ihrem Verhalten zu ihm/ihr etwas verändern oder würden Sie es beibehalten?« (Klaus Mücke, 2007, S. 219)

9.1 Die Herausforderung des Gesprächs mit Zugehörigen

Als ich begann, in der Suchtberatung zu arbeiten, habe ich mich etwas gefürchtet vor den Gesprächen mit Angehörigen. Sie kamen mit hohen Erwartungen. Sie sagten zu mir: »Machen Sie meinen Mann wieder gesund. So wie früher. Machen Sie diese Sucht weg. Sagen Sie ihm bitte, er soll endlich damit aufhören. Sonst geht alles kaputt.«

Wenn Menschen zu mir in die Beratung kamen, die sich einem suchterkrankten Menschen zugehörig fühlten, saßen sie mit ihrer ganzen Verzweiflung vor mir. Sie hatten oft keine Idee mehr, was sie noch alles für ihn unternehmen könnten. Sie hatten das Gefühl, alles versucht zu haben, und nichts konnte den bedrohlichen Konsum aufhalten oder beenden. Egal ob sie drohten, unterstützten, weinten, flehten oder wütend wurden, es hatte sich aus ihrer Sicht nichts geändert.

In den Schilderungen dieser sich sorgenden Menschen aus Familiensystemen, Freundeskreisen oder beruflichen Teams zeigt sich das ganze Ausmaß der Suchterkrankung mit all ihrer Traurigkeit, Hilflosigkeit, Frustration, den Schuldgedanken, der Wut und den Ängsten.

Erinnern wir uns an die Anfangskapitel dieses Buches: Ich stellte Ihnen das Paar Herr und Frau Nowak vor. In der Beratung gesellten sich ganz in die Nähe der Ehefrau die Angst und die Zweifel. Frau Nowak hatte den vehementen Wunsch an mich: »Machen Sie ihm klar, wie süchtig er schon ist. Er hört ja nicht auf mich. Im Gegenteil, er wird immer öfter wütend, wenn ich ihn zur Rede stelle.« Darin äußerte sie ihre Zweifel daran, dass ich helfen kann, denn sie selbst hatte ja schon alles versucht.

Und mit Hilfe ihrer Angst wollte sie eine schnelle Lösung von mir: »Gibt's nicht irgendeine Therapie, die er machen kann?«

Die Zweifel und die Angst machen mir in Gesprächen deutlich, wie groß die Not der Zugehörigen ist. Die Gespräche tragen aber auch zweierlei Herausforderungen in sich, die ich am folgenden Beispiel erklären möchte. Die erste Herausforderung ist, nicht die Strategien zu wiederholen, mit denen die Zugehörigen bei den Betroffenen bereits gescheitert sind. Und die zweite Herausforderung besteht darin, nicht in gemeinsame Resignation zu verfallen, also nicht dem Gedanken nachzugeben, nichts machen zu können, wenn die Betroffenen sich nicht ändern wollen.

Frau Nowak erwiderte ich: »Ich habe verstanden, dass ich Ihrem Mann deutlich machen soll, wie süchtig er ist. Und ich habe herausgehört, dass Sie ihm das bereits mehrfach mitgeteilt haben.«
Frau Nowak: »Ja, mehrfach ist untertrieben. Ich sage ihm das seit Jahren, aber er hört nicht auf mich.«
Ich: »Und nun möchten Sie, dass ich das wiederhole, was Sie bereits jahrelang erfolglos versucht haben?«
Frau Nowak: »Na, Sie haben doch als Expertin eine andere Autorität als ich. Mich nimmt er dabei nicht für voll.«
Ich: »Dann vermuten Sie, dass Ihr Mann einfach so mit dem Trinken aufhört, nur weil ich ihm sage, dass er abhängig sein könnte?«
Frau Nowak: »Ja, so stelle ich mir das vor. Obwohl, so wie Sie das sagen, habe ich gerade meine Zweifel.«
Ich: »Und was macht ihre Zweifel gerade so aus?«
Frau Nowak: »Ich vermute, er würde wieder beteuern, dass er es dieses Mal wirklich ernst meint und aufhören will. Aber das Spiel kenne ich schon zu gut. Bisher hat er immer wieder angefangen zu trinken. Seine Versprechen hielten nie lange an.«
Ich: »Dann würde ich vorschlagen, ich wiederhole nicht das, was Sie

schon versucht haben, weil es nicht funktionierte. Wir könnten uns damit eine Menge Frustration ersparen. Einverstanden? Mich würde erstmal interessieren, wie es *Ihnen* mit der Suchterkrankung Ihres Mannes geht. Was benötigen *Sie* an Unterstützung? Was können *Sie* heute und in der nächsten Zeit für sich tun?«

Der Fokus von Zugehörigen im Beratungsgespräch ist fast immer darauf ausgerichtet, was getan werden kann, damit der Partner oder die Partnerin aufhört, weiterhin süchtig zu konsumieren. Die Hoffnung, dass es den Zugehörigen auch selbst wieder gut gehen kann, ist häufig an die Bedingung geknüpft, dass der Partner oder die Partnerin abstinent lebt. Zugehörige denken oft, die Verantwortung für das süchtige Verhalten tragen zu müssen, und machen das eigene Glück von der Abstinenz der anderen Person abhängig.

Durch den starren Blick darauf, die Suchterkrankung zu beenden, gerät die Not der sich Sorgenden aus dem Blick. Außerdem gehen sie durch diesen Blick davon aus, dass die Suchterkrankung die Ursache für ihre eigenen Probleme ist. Beides finde ich problematisch.

In den Gesprächen mit Zugehörigen sollte es in erster Linie darum gehen, ihnen und ihrer Not Aufmerksamkeit und Empathie entgegenzubringen. Es geht um Wertschätzung für das, was sie alles leisten und aushalten, und das oft über viele Jahre. Ich möchte mit ihnen gemeinsam überlegen, wie sie für sich auftanken können. Das kann eine Freundin sein, der sie sich mitteilen, ein Kurzurlaub, den sie sich gönnen, oder vielleicht eine sportliche Aktivität. Zugehörige sind oft so sehr damit beschäftigt, sich um die Sucht der anderen Person zu kümmern, dass sie sich selbst aus den Augen verlieren und gefährdet sind, in Depression zu verfallen.

Es geht auch nicht darum, festzustellen, wer an welchen Problemen den größten Anteil trägt, sondern um das gemeinsame Erforschen, was bisher an Interventionen erfolgreiche Veränderungen gebracht hat.

Zurück zum Fallbeispiel Frau Nowak:

Ich: »Ihrem Mann zu sagen, dass er süchtig ist, hat nicht den gewünschten Erfolg gebracht. Was wäre denn eigentlich für Sie der gewünschte Erfolg gewesen?«

Frau Nowak: »Na, dass er ganz und gar aufhört zu trinken und nie wieder einen Schluck Alkohol anrührt.«
Ich: »Was stört Sie denn am meisten am Trinken?«
Frau Nowak: »Er lügt mich an und er ist so ungeduldig geworden, besonders mit den Kindern. Er schreit sie immer öfter an. So war er früher nicht. Außerdem unternehmen wir nichts mehr miteinander. Ständig ist er müde und lustlos.«
Ich: »Dann ist das, was Sie sich von Ihrem Mann wünschen, Aufrichtigkeit, ein Miteinander und ein respektvoller Umgang?«
Frau Nowak: »Ja, genau das.«
Ich: »Und wann gelang es Ihnen beiden bisher, aufrichtig über die Suchterkrankung zu reden und respektvoll miteinander umzugehen?«
Frau Nowak: »Eigentlich erst als sein Führerschein eingezogen wurde. Als er es mir erzählte, blieb ich ganz ruhig und sagte ihm klar und deutlich: Du brauchst Hilfe.«
Ich: »Und wenn Sie sich diese Situation noch einmal genau vor Augen führen, welche Ihrer Fähigkeiten haben dazu beigetragen, dass ihr Mann Ihnen aufmerksam zuhörte?«
Frau Nowak: »Ich war ganz ruhig. Ich wusste, hier ist eine Grenze erreicht, da schaue ich nicht mehr drüber weg. Es muss was passieren. Ich habe ihm keine Vorwürfe gemacht. Ich habe nur gesagt: Du brauchst Hilfe.«

Wenn man in dem verharrt, was nicht funktioniert, gerät man in eine Problemtrance, in der alles hoffnungslos erscheint. Sie kennen bestimmt Aussagen wie »Er muss erst ganz tief fallen, bevor sich was ändert« oder »Einmal Trinker, immer Trinker«. Ob sie aus Hilflosigkeit, aus Gleichgültigkeit oder einem anderen Motiv heraus gesagt werden, ich halte sie für gefährlich. Denn sie manifestieren das Problem und kappen die Beziehung zur konsumierenden Person. Es ist, als ob man eine Tür zu einem Menschen zumachen würde, dem man nahesteht und dem man eigentlich helfen möchte. Aber weil man keine Idee mehr hat, was man noch tun sollte, verfällt man stattdessen in Resignation, wendet sich von ihm ab und lässt ihn allein.

Anstelle des Wiederholens von all dem, was nicht funktioniert, sollte der Blick auf das gerichtet werden, was bereits Veränderung gebracht hat und was, im besten Fall, beide dazu beigetragen haben.

Die Veränderung beim Paar Nowak ist nicht einfach so aus dem Nichts gekommen. Sie entstand aus der Betroffenheit des Mannes über den Führerscheinverlust und aus der Klarheit der Ehefrau, Hilfe zu fordern. Außerdem fokussierten sich beide nicht länger auf die Schuld, indem sie sich Vorwürfe machten, sondern waren an dem Punkt angekommen, dass es einer Veränderung bedürfe.

9.2 Co-Abhängigkeit oder Aufrechterhaltung des Familiensystems

> »Der Begriff ›Co-Abhängigkeit‹ beinhaltet sehr häufig eine Pathologisierung von Angehörigen, meistens von Frauen. Als sei der Begriff von vermeintlichen Fachleuten erfunden und konstruiert worden, weil sie die Bemühungen der Angehörigen für nicht hilfreich hielten. Als würden die Helfer*innen hilflos, um resigniert zu verkünden: Hier könne man ja gar nicht helfen, denn die Partner*innen verhinderten alles durch ihr co-abhängiges Verhalten, so dass die Sucht verstärkt und aufrechterhalten werde.« (Katarina Pünte, 2022, S. 88)

Wenn Angehörige das Familienleben zum Großteil allein managen, Termine für ihren betrunkenen Partner oder Partnerin oder für einen Elternteil übernehmen oder bei der Spielsucht finanziell die Schulden vom eigenen Konto ausgleichen, werden sie häufig mit ihrem Verhalten als co-abhängig bezeichnet. »Sie sind co-abhängig«, meint, dass Zugehörige und Helfende durch ihr Tun oder Unterlassen eine Mitschuld an der Sucht tragen würden.

Der Blick für sorgende Zugehörige ist also weniger auf deren Not und Hilflosigkeit gerichtet, sondern vermittelt vor allem Schuld: »Wenn du weiter an ihm festhältst, wird er sich nie ändern. Hör endlich auf, dich so um ihn zu kümmern.« Oder: »Wie kannst du nur weiter mit ihr zusammenleben. Verlass sie endlich.« Oder: »Sie müssen da jetzt ganz konsequent sein und ihm das Geld streng einteilen, damit er nicht wieder ins Spielkasino geht. Wenn Sie ihm immer wieder Geld geben, sind Sie mit verantwortlich, dass er aus seiner Sucht nicht rauskommt.« Ein Beispiel dazu:

Herr Ü. lebte mit seiner Frau und der Tochter in einem kleinen Dorf. Er musste bereits seinen Führerschein aufgrund mehrerer Fahrten unter Alkoholeinfluss abgeben. Er trank in Intervallen, das heißt, alle 10 Wochen konsumierte er über fünf bis sieben Tage so viel Alkohol, dass er sich völlig berauschte und kaum Erinnerungen an diese Zeiten hatte. Wenn er nach drei Tagen keinen Alkohol mehr ihm Haus hatte, wurde er sehr gereizt. Dann setzte er sich betrunken auf sein Fahrrad und fuhr 7 Kilometer auf einer stark befahrenen Straße zum nächsten Supermarkt. Frau Ü., einerseits in großer Sorge um die Sicherheit ihres Mannes und andererseits der schlechten Stimmung zu Hause überdrüssig, übernahm irgendwann diese Fahrten und besorgte ihm Bier und Spirituosen.

Trauma-Dreieck – die drei Rollen. In diesem Beispiel könnte die Ehefrau als *Opfer* betrachtet werden, denn sie litt sehr unter den Auswirkungen der Sucht des Ehemannes. Ebenso könnte man sie als *Täterin* sehen, die ihrem Mann den Alkohol besorgte und damit seine Sucht aufrechterhielt. Und gleichzeitig nahm sie auch die Rolle der *Retterin* ein, die alles dafür tun wollte, ihrem Mann aus der Sucht herauszuhelfen, um ein friedliches Familienleben zu führen. Dieses sogenannte Trauma-Dreieck verdeutlicht Beziehungsmuster zwischen mindestens zwei Menschen, die wechselweise die Position von Opfer, von Täter*in und von Retter*in einnehmen oder in diese Position gebracht werden. Wenn man sich innerhalb dieser Zuschreibungen bewegt, gelangt man sehr schnell in einen Kreislauf von Schuldzuweisungen, Verantwortungsabgabe und Rechtfertigungen, die an Dynamik zunimmt. Sätze wie »Wenn du nur nicht immer …« oder »Ich muss hier immer …« oder »Was tust du mir an …« führen dazu, dass es zu keiner konstruktiven Lösung kommt, sondern in einem Verharren von gegenseitigen Schuldzuschreibungen.

Stattdessen kann man nach den guten Gründen für das Verhalten der in diesem Trauma-Dreieck Verstrickten fragen.

Ich: »Mich würde interessieren, welche guten Gründe es für Sie gibt, die Suchterkrankung Ihres Mannes mitzutragen.«
Frau Ü.: »Ich will sie gar nicht mittragen. Aber ich kann ihn doch nicht total betrunken auf dieser viel befahrenen Straße mit dem Fahrrad fahren lassen. Könnten Sie das?«
Ich: »Da sind Sie sehr fürsorglich. Welche Gründe noch?«
Frau Ü.: »Dass mein Mann ein Alkoholproblem hat, weiß kaum jemand. Ich will nicht, dass die Leute reden. Schon allein wegen der Kinder nicht. Auch das ist ein Grund, warum ich ab und an den Alkohol hole. Dann muss er nicht vors Haus. Und ich bringe weniger mit, als er sich selbst kaufen würde. Dann ist das meistens mit dem Trinken nach vier Tagen vorbei. Es fällt sonst auch auf, wenn er so lange auf Arbeit fehlt.«
Ich: »Sie versuchen also, dass es nicht auffällt. Sie wollen Ihre Familie schützen. Was noch?«
Frau Ü.: »Mein Mann wird sehr gereizt, wenn er nichts mehr zu trinken hat. Das ist kaum aushaltbar. Wenn er denn was trinkt, gibt er Ruhe und zieht sich zurück.«
Ich: »Und dann können Sie durchatmen?«
Frau Ü.: »Ja, das kann ich dann mal tun.«

Mit Blick auf die Funktion des Verhaltens von Frau Ü. könnte man Frau Ü. auch als eine Frau betrachten, die alles in ihrer Macht Stehende versuchte, ihrem Mann beizustehen, um ihn nicht einer Unfallgefahr auszusetzen. Sie sorgte ebenso dafür, sich und die Kinder vor den Aggressionen des Mannes zu bewahren, und versuchte, die Stigmatisierung als süchtige Familie zu verhindern. All diese Versuche sollte man im Sinne der Aufrechterhaltung des Familiensystems wertschätzen. Diese Frau leistete viel, um die Auswirkungen einer innerfamiliären Suchterkrankung so gering wie nur möglich zu halten.

Ausstieg aus den Rollen. Man kann ebenso mit Frau Ü. daran arbeiten, die Rolle im Trauma-Dreieck zu verlassen und damit aus der Schleife von Hilflosigkeit und Enttäuschung herauszukommen. Sie könnte sich auf eine Metaebene begeben und die Position der »empathischen Zeugin« einnehmen. Aus dieser Zeuginnenperspektive kann Frau Ü. auf ihre Beziehung schauen und als erstes die Opferrolle betrachten. Ein Ausstieg daraus wäre, sich selbst wieder zu ermächtigen, eigene Entscheidungen zu treffen und in ein Handeln zu kommen. Frau Ü. entschied sich bereits dafür, Hilfe in der Suchtberatung zu suchen.

Aus der Rolle der Täterin kann sie aussteigen, indem sie die Entscheidung über den Konsum ihres Mannes bei ihm belässt. Er trägt, wie alle erwachsenen Menschen, volle Verantwortung für sein Leben und sein Handeln. Davon kann sie ihm nichts abnehmen. Sie kann ihm seine Verantwortung für sein Tun immer wieder zurückgeben, ohne dabei Schuldvorwürfe zu machen.

Und als letztes kann sie die Position der Retterin verlassen. Sie braucht ihren Mann und ihre Familie nicht beschützen, indem sie den Alkohol besorgt und die Fahrt auf sich nimmt. Ebenso muss sie nicht das Geheimnis der Suchterkrankung aufrechterhalten. Sie darf darüber reden und sich Unterstützung holen. Frau Ü. hat bereits entschieden, ihre Schwester einzuweihen, um mit ihrer Not nicht mehr allein zu sein.

Mit ihren Entscheidungen darf sie ihrem Mann gegenüber offen umgehen und ihn einladen, ihn zu unterstützen, wenn er Hilfe möchte.

Thema Trennung. Die wenigsten Zugehörigen, die zu mir in die Beratung kamen, wollten sich von ihrem Partner oder ihrer Partnerin trennen. Auch dafür war die Frage hilfreich, welche guten Gründe es denn gab, an der Ehe festzuhalten. So war das auch bei Frau Ü.:

> Ich: »Wenn Sie erzählen, hört sich das nach einer schweren Aufgabe für Sie an. Welche guten Gründe haben Sie, an Ihrer Ehe festzuhalten?«
> Frau Ü.: »Sie meinen, ich soll mich trennen?«
> Ich: »Das habe ich nicht gesagt. Mich interessiert es wirklich, welche bestimmt wichtigen und guten Gründe Sie haben, an der Beziehung zu Ihrem Mann so festzuhalten, auch wenn es an manchen Tagen schwerer ist als an anderen.«
> Frau Ü.: »An den Tagen, an denen er nicht trinkt, ist er ein ganz verlässlicher Mann. Wissen Sie, er macht so viel im Haus und im Garten. Und in den wichtigen Momenten unserer Ehe konnte ich mich

immer auf ihn verlassen. Außerdem trennt man sich in unserer Familie nicht. Es gibt so ein unausgesprochenes Familiengesetz, dass man Probleme innerhalb der Familie klärt.«
Ich: »Wenn ich Sie richtig verstehe, gibt es einige gute Gründe, mit Ihrem Mann zusammenzubleiben: Er ist in den trinkfreien Zeiten sehr zuverlässig und ein wichtiger Partner im Haus und im Garten. Und bei einer Trennung riskieren Sie vielleicht, dass Ihre Herkunftsfamilie sie dafür kritisieren wird.«
Frau Ü.: »Ja, beides stimmt.«
Ich: »Was noch?«
Frau Ü.: »Ich liebe ihn ja auch und wir haben unsere Kinder, das schaffe ich nicht allein.«
Ich: »Sie hätten auch Angst, mit den Kindern allein überfordert zu sein.«
Frau Ü.: »Ja, und ich habe auch Angst, dass er sich das Leben nehmen würde, wenn ich mich von ihm trenne.«
Ich: »Das ist eine schwere Last. Hat er eine Suizidabsicht schon mal angedeutet?«
Frau Ü.: »Nein, das ist nur so ein Gefühl.«
Ich: »Das, was Sie aus guten Gründen in Ihrer Ehe hält, ist die Liebe zu Ihrem Mann, der zuverlässig sein kann und Sie mit dem Haus und den Kindern unterstützt. Gleichzeitig ist da auch Angst, dass Sie ohne ihn überfordert sein könnten, Ihre Herkunftsfamilie kein Verständnis dafür hätte und Ihr Mann sich wohlmöglich das Leben nehmen könnte.«
Frau Ü.: »Ich bin blöd, ihn nicht zu verlassen, oder?«
Ich: »Sie haben mir gerade gute Gründe gesagt, zu bleiben. Was vermuten Sie, was benötigen Sie, damit die Last für Sie leichter wird?«
Frau Ü.: »Da gibt es nichts. Da müsste *er* sich bewegen.«
Ich: »Wenn ich Sie richtig verstanden habe, weiß kaum jemand von der Suchterkrankung? Gibt es eine gute Freundin oder einen Nachbarn oder haben Sie eine Schwester, der sie sich anvertrauen können? Sie haben ja auch den Weg zu mir geschafft.«
Frau Ü.: »Vielleicht meine Schwester. Sie vermutet sowieso schon was. Neulich machte sie so eine Andeutung.«
Ich: »Wann wäre ein guter Moment, mit ihr darüber zu reden?«

Frau Ü.: »Am Wochenende will ich sie sowieso besuchen. Da würde es passen.«
Ich: »Weiß ihr Mann, dass Sie heute bei mir sind?«
Frau Ü.: »Nein, sollte er das?«
Ich: »Sie können ihm davon erzählen, dass Ihre Not so groß war, dass Sie sich professionelle Hilfe gesucht haben. Erzählen Sie ihm von unserem Gespräch. Er kann das nächste Mal gern mitkommen.«
Frau Ü.: »Und wenn er nicht will?«
Ich: »Dann kommen Sie gern alleine wieder und wir schauen, was Ihnen guttun könnte. Und vielleicht ergibt sich darüber auch etwas, was ihrem Partner helfen könnte.«

Ausstieg aus dem Schweigen. Familien mit einer Suchtproblematik haben eher die Bestrebung, unter sich zu bleiben und das Geheimnis zu bewahren. Schuld und Scham spielen dabei eine große Rolle, nicht nur bei den Betroffenen, sondern besonders bei Zugehörigen. Mit einem Suchtproblem ist man außerhalb der Norm, außerhalb dessen, was gesellschaftlich toleriert wird. Stigmata mit all den Vorurteilen spielen eine große Rolle. Es bedarf daher von den Zugehörigen eine große Fürsorglichkeit, um mit all dem Mut den Entschluss zu fassen, in eine Suchtberatungsstelle zu gehen.

In meiner Beratung geht es ums Zuhören, zu erfahren, wie es ihnen geht, was sie fühlen, welche Motive sie haben, so oder so zu reagieren, und welche Absichten hinter dem Konsum stecken könnten. Mein Ziel ist, dass Zugehörige rauskommen aus dem Schweigen und Verleugnen, Bagatellisieren, und darum, dass sie sich öffnen und sich Freunden oder der Familie anvertrauen.

Oft kommen die Zugehörigen allein, also ohne die süchtige Person, und suchen Rat, weil die Person nichts gegen ihren Konsum unternehmen möchte. Dann ist die Beratungsstelle ein Ort, wo sie sich mitteilen und von ihrer Hilflosigkeit und ihren Ängsten erzählen können. Ein weiterer guter Ort kann eine Selbsthilfegruppe für Angehörige sein, um in einen gemeinsamen Austausch zu kommen und sich zu unterstützen (→ Anhang: Suchthilfesystem).

9.3 Wie spreche ich meine Vermutung aus, dass mein Gegenüber süchtig ist?

Ein 60-jähriger Klient, Herr Sch., der seit vielen Jahren in hohem Maße Alkohol trank, erzählte mir im Gespräch, dass ihn nie jemand auf seine Sucht hingewiesen habe. Er wusste, dass es seinen Kollegen aufgefallen sein musste, wenn er schon morgens mit einer Alkoholfahne in der Lagerhalle erschien und den Gabelstapler bediente. Auch seinen Freunden konnte es nicht verborgen geblieben sein, dass er zu jeder sich bietenden Gelegenheit zum Bier griff. Seine Erfahrung war, dass alle so taten, als ob alles mit ihm in Ordnung wäre, solange er seine Arbeit tat und mit seinem Verhalten in Gesellschaft nicht zu stark auffällig wurde. Er trank über den Tag verteilt, damit er nicht in körperliche Entzugserscheinungen wie Zittern oder Schweißausbrüche geriet, und hielt damit einen bestimmten Pegel aufrecht, ohne betrunken zu sein. Auf meine Frage, ob er vielleicht eher Hilfe gesucht hätte, wenn er auf seine Trinkgewohnheiten angesprochen worden wäre, musste er länger nachdenken.
Herr Sch. antwortete dann: »Ja, ich denke schon.«
Ich: »Sie haben sich ja erst Hilfe gesucht, nachdem Sie einen Herzinfarkt bekamen und ins Krankenhaus eingeliefert werden mussten. Wie hätte man Sie denn früher auf ihre Sucht ansprechen sollen?«
Herr Sch.: »Na, so ganz direkt. Ohne Umschweife. Und am besten unter vier Augen. Also, man hätte mich zur Seite nehmen können und sagen: ›Walter, du hast schon wieder eine Fahne‹ oder ›Mensch, du trinkst ganz schön viel. Vielleicht trinkste mal weniger‹. Ich weiß nicht genau, wie ich in dem Moment reagiert hätte, wahrscheinlich hätte ich es erstmal abgestritten. Aber später hätte ich bestimmt darüber nachgedacht. Aber dass mich niemand darauf angesprochen hatte, ist so im Nachhinein doch sehr seltsam.«

Liebe Zugehörige, jemanden – ob Freund, Kollegin, Ehepartner oder Eltern – auf eine vermutete Suchtproblematik anzusprechen, ist oft eine große Herausforderung. Man möchte denjenigen mit seinem Verdacht nicht beschämen. Vielleicht haben Sie auch begründete Ängste vor einer Eskalation oder einem Kontaktabbruch. Vielleicht befürch-

ten Sie auch, dass derjenige es abstreiten könnte und sie mit Ihren Zweifeln ganz verloren zurückbleiben.
Bitte fühlen Sie sich nicht unter Druck gesetzt, es ansprechen zu müssen. Wenn es Ihnen aber wichtig ist, dann bleiben Sie dabei, eher Ihre Sorge und Ihre Beobachtungen mitzuteilen, beschreiben Sie das, was Sie verunsichert, stellen Sie eher Vermutungen an, als dass Sie urteilen. Sie könnten Ihre Sätze beginnen mit:

- »Ich habe den Eindruck, dass ... Möchtest du darüber mit mir reden?«
- »Du hast heute Abend einige Flaschen Bier getrunken. Ich bin mir sicher, dass du kein Auto mehr fahren kannst. Soll ich dir ein Taxi rufen oder willst du hier übernachten?«
- »Ich habe den Eindruck, dass du Alkohol getrunken hast. Es ist mir in der letzten Woche auch schon aufgefallen. Du bist meine Kollegin und ich war mir unsicher, ob ich es ansprechen sollte. Aber heute dachte ich, es wäre blöd, es nicht zu sagen. Magst du mit mir reden?«
- »Ich sehe dich am Morgen bereits mit einem Joint unterwegs sein. Ich mache mir Sorgen um dich, weil ich das viel zu früh am Tag finde ...«

Ein anderes Fallbeispiel:

Eine Zugehörige, Frau G., erzählte mir, wie unangenehm sie es fand, von ihren Freunden darauf angesprochen worden zu sein, ob ihr Mann denn ein Alkoholproblem habe, denn er trinke in Gesellschaft doch ziemlich viel. Sie hatte mit ihrem Mann schon so oft darüber geredet, dass er aufhören solle, Schnaps zu trinken. Bier wäre für sie ja in Ordnung, aber bei Schnaps finde er keine Grenze und werde so schnell betrunken. Das war ihr peinlich. Aber er hatte ihre Bitte überhört. Als sie ihm davon erzählte, dass die Freunde sie auf seinen Alkoholkonsum angesprochen hätten, wurde er wütend auf sie. Sie solle ihm nicht reinreden, wie viel er wann und wo trinke. Mit den Freunden wolle er auch nichts mehr zu tun haben. Die Frau war ganz frustriert und wir analysierten das Geschehen:

Ich: »Reagiert ihr Mann immer so aufbrausend, wenn Sie ihn auf seinen Alkoholkonsum ansprechen?«
Frau G.: »Ja, ich traue mich schon gar nicht mehr, was zu sagen.«
Ich: »Wie reagiert er denn, wenn seine Freunde ihm das mitteilen?«
Frau G.: »Ich weiß nicht, ich glaube, sie trauen es sich auch nicht. Sie sagen es immer mir. Meine Eltern kamen auch schon auf mich zu und meinten, ich muss was unternehmen, so geht das ja nicht weiter. Aber ich mach doch schon alles, was ich kann.«
Ich: »Und Ihre Eltern haben es Ihrem Mann auch nicht direkt gesagt?«
Frau G.: »Nein.«
Ich: »Und seine Kollegen?«
Frau G.: »Ich glaube nicht. Aber er redet mit mir ja auch nicht darüber. Ich glaube, außer mir sagt es ihm niemand.«
Ich: »Und einmal angenommen, sie würden das nächste Mal ihren Freunden sagen, dass sie ab heute nicht mehr zuständig sind, diese Rückmeldung über den Alkoholkonsum an ihren Mann weiterzugeben. Und Sie würden außerdem Ihren Freunden und Eltern mitteilen, dass sie diese Information gern selbst ihrem Mann sagen können, wenn es ihnen so wichtig sei, aber Sie möchten nicht mehr darauf angesprochen werden.
Frau G.: »Meine Freunde würden es wahrscheinlich verstehen. Vielleicht würde der beste Freund meines Mannes sogar mit ihm darüber reden. Ich bin mir aber nicht sicher. Meine Eltern würden sagen, sie halten sich aus meiner Ehe raus.
Ich: »Was vermuten Sie, wie würde ihr Mann darauf reagieren, wenn sein bester Freund mit ihm reden würde?«
Frau G.: »Schwer zu sagen. Kommt darauf an, wie er es sagt, glaube ich. Vielleicht würde mein Mann ruhig bleiben und ihm zuhören. Mein Mann ist ja nicht blöd, er weiß es doch selbst, dass er den Alkohol immer wieder nicht unter Kontrolle hat. Ich glaube nur nicht mehr, dass er allein was daran ändern kann. «
Ich: »Und wie würde es Ihnen damit gehen?«
Frau G.: »Ich fühle mich jetzt schon erleichtert, weil Sie gesagt haben, ich könnte diese Gespräche ablehnen. Eigentlich ist es doch ganz leicht. Warum ich auch immer denke, alles übernehmen zu müssen.«

Liebe Zugehörige, vielleicht kennen Sie ja solche Situationen. Und vielleicht haben Sie es erlebt, dass das Thema Alkohol, Drogen oder Glücksspiel immer zu Spannungen mit ihrem Partner oder ihrer Partnerin führt. Wenn die Sorge, die Wut oder Hilflosigkeit über den hohen Konsum und dessen Auswirkungen immer nur von Ihnen kommt und es nichts verändert, brauchen Sie Unterstützung. Werden Sie nicht zum Sprachrohr der Menschen, die sich selbst nicht trauen, es anzusprechen. Bleiben Sie klar in Ihrem Wunsch, dass diejenigen es den Betreffenden selbst mitteilen können.

9.4 Gewalt in Beziehungen

Manchmal berichten mir Paare von Gewalt in ihrer Beziehung. In diesen Momenten unterbreche ich den Beratungsprozess mit dem Fokus auf die Sucht und rede mit den Beteiligten ausschließlich darüber, wie die Gewalt beendet werden kann. Bevor dieser Zustand nicht erreicht ist, kann ich mit ihnen nicht weiterarbeiten. Die Gefahr ist zu groß, dass eine*r von beiden schwer verletzt wird oder gar stirbt. Zu Gewalttaten zählen nicht nur Schläge oder Misshandlungen. Dazu zähle ich auch einander schubsen, sich mit Gegenständen bewerfen und auch verbale Gewaltandrohung. Mir ist es wichtig, mit klaren Worten zu benennen, was zwischen dem Paar geschieht. So war es auch bei Herrn und Frau Nowak:

> Herr Nowak: »Als ich neulich betrunken war, habe ich meine Frau aus der Werkstatt rausgeworfen. Sie schrie mich an und machte mir Vorwürfe. Das war nicht auszuhalten.«
> Frau Nowak: »Du hast mich nicht nur rausgeworfen, du hast mich an meinen Armen gepackt und mit voller Wucht rausgeschubst. Es war ein Wunder, dass ich nicht gestürzt bin.«
> Ich: »Ich werde die Beratung genau an dieser Stelle unterbrechen. Was ich von dem, was Sie mir erzählen, verstehe, ist, dass Sie sich beide in höchste Lebensgefahr begeben haben.«
> Beide schüttelten mit dem Kopf und beteuerten, dass sie das nicht so dramatisch sahen.

Ich: »Ich werde erst dann mit Ihnen weiterarbeiten, wenn Sie einen Plan hier und jetzt entwickeln, wie sie jegliche Art von körperlicher Gewalt in Zukunft verhindern werden. Ich bitte Sie, Herr Nowak, zu überlegen, welche Möglichkeiten Sie sehen, Ihrer Frau eine Grenze zu setzen, ohne sie körperlich zu attackieren. Und Sie, Frau Nowak, bitte ich darum, sich darüber Gedanken zu machen, wie Sie sich bestmöglich schützen können und welche Schritte dazu als Erstes nötig wären.«
Herr Nowak: »Aber es war doch nur ein kleiner Stoß, jetzt übertreiben Sie aber. Ich erschlage meine Frau doch nicht.«
Ich: »Wenn Sie Ihre Frau schubsen, kann es sein, dass sie stolpert und so ungünstig stürzt, dass sie dabei tödlich verunglückt. Ich mag mir gar nicht ausmalen, welches Drama das für Sie und Ihre Familie bedeuten würde. Und wenn Sie sie am Arm packen und ›rausschmeißen‹, wie Sie sagten, könnte es passieren, dass Ihre Frau aus einem Reflex heraus Sie angreift, vielleicht mit dem nächsten Werkzeug, das ihr in die Hand kommt. Man weiß oft im Vorfeld nicht, wozu man in einer Notsituation fähig ist, um einen Angriff abzuwehren. Auch Sie wären dann vielleicht in Lebensgefahr und Ihre Frau würde zur Täterin werden. Von daher nutze ich die Zeit mit Ihnen heute nur dafür, die Gefahr für Ihr beider Leben abzuwenden.«
Damit sind beide aufgefordert gemeinsam und einzeln für sich zu überlegen, wie sie sich und ihr Gegenüber schützen können. Mir ist es wichtig, beiden klar vor Augen zu führen, auf welcher Gratwanderung sie bereits unterwegs sind. Herr Nowak erzählte, dass er sich nicht mehr unter Kontrolle habe, wenn er angetrunken ist und sich von seiner Frau mit ihren Vorwürfen eingeengt fühlt. Frau Nowak griff ihren Mann verbal an, wenn er sich am Abend in die Werkstatt zurückzog. Sie war sich dann sehr sicher, dass er sich wieder betrank, obwohl er versprochen hatte, nicht mehr als zwei Bier pro Tag zu konsumieren.
Frau Nowak entschied sich, ihrem Mann nicht mehr hinterherzugehen und ihn zur Rechenschaft ziehen zu wollen. Sie stellte sich vor, gemeinsame Zeiten zu vereinbaren, an denen beide sich zusammensetzen würden, um über Wünsche, Befürchtungen und Erreichtes ins Gespräch zu kommen.

Herr Nowak war sehr erschrocken über die Deutlichkeit meiner Worte. Ein Gewalttäter wollte er nicht sein. Er beschloss, sich eine Krankenhauseinweisung für die Entzugsstation von seinem Hausarzt geben zu lassen, damit sein unkontrollierter Alkoholkonsum beendet werden konnte. Beide waren sich einig, dass sie ein paar Tage Abstand voneinander brauchten. Wir vereinbarten einen weiteren gemeinsamen Termin, um zu dem gegenseitigen Schutz im Gespräch zu bleiben und Absprachen zu treffen.

Psychische Gewalt ist viel unterschwelliger und schwerer erkennbar als körperliche Gewalt. Sie schickt manipulierende Botschaften, die Angst machen sollen, z. B. durch Erpressung: »Wenn du nicht sofort damit aufhörst, lasse ich dir das Sorgerecht für unsere Kinder entziehen.« Oder durch Drohen: »Wenn du auch nur einem was davon sagst, dass ich angeblich Drogen nehme, wirst du schon erleben, was du davon hast.« Oder durch Bloßstellen: »Sehen Sie doch mal her, wie runtergekommen meine Frau schon ist. Früher hat sie auf ihr Äußeres noch Wert gelegt. Heute säuft sie nur noch.« Und zum Schluss – durch Erniedrigen: »Was bist du denn? Du bist ein Nichts, unzumutbar für alle. Sei froh, dass du noch bei mir leben darfst.« Findet das in meinem Beratungszimmer statt, interveniere ich genau wie bei der Erwähnung von körperlicher Gewalt mit klaren Worten und stoppe die verbale Attacke.

Wenn mir Zugehörige davon erzählen, dass sie von massiver psychischer und/oder körperlicher Gewalt betroffen sind, verweise ich an Polizei, Frauenhäuser oder spezialisierte Beratungsstellen. Ich erkläre z. B., dass Frauenhäuser geschützte Unterkünfte zu jeder Tages- und Nachtzeit anbieten, zu denen Männer keinen Zutritt haben. Es ist auch möglich, die Kinder dorthin mitzunehmen, so dass auch sie in Sicherheit leben können. Frauen finden dort Schutz und erhalten wichtige Beratung, wie sie aus der häuslichen Gewalt dauerhaft herausfinden und wo sie therapeutische Hilfe erhalten können. Wenn die Betroffene einverstanden ist, stelle ich gleich vor Ort einen Kontakt her.

Oft besteht das Problem, dass akut betroffene Frauen keinen Platz in einer Schutzunterkunft finden. Um den Frauen und deren Kinder wirklich helfen zu können, bedarf es einer gesicherten Finanzierung und

Ausgestaltung von Frauenhäusern und Beratungsstellen. Das geplante Gewalthilfegesetz muss politisch zügig auf den Weg gebracht werden.

Wenn die Gewalt auch die Kinder betrifft, informiere ich das Jugendamt. Diesen Schritt erkläre ich den Klient*innen direkt während der Beratung. Bei einer Kindeswohlgefährdung bin ich verpflichtet, Meldung an die zuständige Stelle zu geben.

9.5 Was können Kinder und Jugendliche tun?

Kinder oder Jugendliche, die Hilfe für ihre Eltern oder andere Familienmitglieder suchen, finden selten den Weg in die Suchtberatung. Weil sie vielleicht einfach keine Idee davon haben, dass es Suchtberatungsstellen überhaupt gibt, oder sie trauen sich nicht, in ein Beratungssetting zu gehen, von dem sie nicht wissen, was sie dort erwartet. Haben Jugendliche aber im Rahmen von Suchtpräventionsangeboten die Mitarbeitenden der Suchtberatung in der Schule bereits kennengelernt, fällt es ihnen viel leichter, Kontakt herzustellen und sich Hilfe zu holen. Auch Lehrende haben nach diesen Veranstaltungen oft einen viel achtsameren Blick auf ihre Schüler*innen und trauen sich, einfühlsam das Thema Sucht in der Familie anzusprechen.

Heute bewegen sich Jugendliche eher in sozialen Medien, wenn sie Rat und Unterstützung möchten. Die Links im Anhang unter »Online-Beratungsangebote für Kinder und Jugendliche« können für Kinder und Jugendliche hilfreich sein, sich professionell zu informieren, sich in ihrer Not mitzuteilen und jemanden zum Zuhören zu finden. Auch die Jugendämter bieten professionelle Unterstützung für Kinder, Jugendliche und Familien, die sich in einer Krise befinden.

Manchmal begleiteten Jugendliche ihre suchterkrankten Eltern in die Suchtberatungsstelle. Sie kamen mit als Unterstützung, um ihren Eltern zu helfen, den ersten Schritt zu wagen; sie wollten kontrollieren, ob die Mutter oder der Vater sich wirklich Hilfe holt und es nicht nur wieder verspricht. Sie dachten, sie müssten aufpassen, damit der Elternteil sich auf dem Rückweg nicht gleich wieder Alkohol kauft und sich betrinkt, und sie wollten verstehen, warum ihre Eltern den Konsum nicht einfach beenden können. Oft hatte ich den Eindruck, dass sie endlich die Verantwortung an jemand anderen abgeben wollten.

Ich habe in Vorbereitung auf einen Suchthilfefachtag erwachsene Menschen interviewt, die in suchtbelasteten Familien aufgewachsen sind. Ich wollte wissen, wie es ihnen ergangen war, mit der Sucht in der Familie zu leben, was sie alles unternommen haben, um zu helfen, und in welcher Rolle sie sich innerhalb des Familiensystems sahen.

Niemand von den Interviewten war als Teenager auf die Idee gekommen, in eine Suchtberatungsstelle zu gehen. Sie versuchten, Hilfe zu finden beim Krisentelefon, der Hausärztin, in der Apotheke oder riefen den Rettungsdienst an. Sie fühlten sich oft allein gelassen und in ihrer Not nicht gesehen. Sie beschrieben sich als stille und unauffällige Jugendliche, die keine zusätzliche Belastung für die Eltern sein wollten und freiwillig Familienaufgaben übernahmen. Sie fühlten sich oft überfordert, mit den Auswirkungen der Sucht in der Familie umzugehen, waren voller Scham, weil sie niemanden mit nach Hause bringen konnten, und fühlten sich schuldig, nicht genug unternommen zu haben, damit das süchtige Elternteil mit dem Suchtmittelkonsum wieder aufhörte. Oft fanden sie sich in der Rolle eines Erwachsenen wieder, weil sie die Verantwortung für die Versorgung der Familie übernehmen mussten. Eine Frau beschrieb z. B., dass sie in ihrer Jugendzeit der Überzeugung war, nur sie hätte noch einen guten Einfluss auf ihren trinkenden Vater. Der Rest der Familie hatte sich bereits von ihm abgewandt, und es erschien ihr, als würde sie ungesagt die Aufgabe bekommen, sich um ihren Vater kümmern zu müssen. Es war aus ihrer Sicht niemand sonst da, der helfen könnte, außer ihr. Sie gab sich auch die Schuld, nicht genug getan zu haben, damit der Vater mit dem Trinken aufhört und die Familie wieder zusammenhält.

Diese Frau meinte zum Ende des Interviews, dass sie damals gerne gehört hätte, dass sie keine Schuld an der Suchterkrankung ihres Vaters trage und dass sie Hilfe hätte bekommen müssen. Diese Idee möchte ich aufgreifen und wünsche mir, dass Professionelle oder Zugehörige meine Ansprache nutzen, wenn Kinder oder Jugendliche sich an sie wenden:

»Du bist nicht schuld daran, dass deine Mutter / dein Vater / dein Opa / deine Schwester Alkohol trinkt oder Drogen nimmt oder alles

Geld verspielt. Du bist ein Kind und du trägst keine Verantwortung dafür, auch wenn du denkst, es tun zu müssen, weil du diesen Menschen liebst oder zu ihm gehörst.

Du bist nicht schuld daran, wenn du den Alltag nicht geregelt bekommst. Vielleicht bist du in der Schule schlechter geworden, bist unaufmerksam oder stehst ständig unter Strom. Wahrscheinlich machst du dir viele Gedanken oder gar Sorgen um die Familie. Vielleicht musst du dafür sorgen, dass Essen eingekauft wird und deine Geschwister versorgt werden, weil deine Eltern nicht so für dich und euch da sein können, wie sie es sollten.

Vielleicht geben dir deine Eltern das Gefühl, sie retten zu müssen. Auch wenn sie es gut meinen, machen Sätze wie »Ich wüsste gar nicht, was ich ohne dich tun sollte« oder »Ohne dich würde ich untergehen« ungeheuer großen Druck. Du bist nicht für die Erwachsenen verantwortlich. Sie brauchen Hilfe von anderen Erwachsenen oder Fachleuten.

Du bist nicht schuld, wenn deine Eltern dir vielleicht sagen, dass du böse oder schlecht bist und sie nur deshalb so viel trinken. Das stimmt nicht. Du bist genau richtig, genau so, wie du bist.

Und es ist in Ordnung, wenn du mir nicht glaubst. Aber ich möchte, dass du es einmal gehört hast. Auch wenn eine innere Stimme dir versucht einzureden, du hättest dich noch mehr bemühen müssen, fleißiger oder liebevoller sein oder gar Zauberkräfte haben müssen. Diese Stimme hat nicht recht. Du hast alles getan, was du konntest. Mehr darfst du dir nicht zumuten.

Du kannst die Sucht auch nicht kontrollieren oder heilen. Und du hast sie auch nicht verursacht. Die Sucht ist eine Krankheit.

Du bist ein Kind, bist eine Heranwachsende oder Jugendliche, du darfst genauso sein, wie du bist. Du darfst über dich mit Erwachsenen reden, die dich ernst nehmen; du darfst ihnen erzählen, wie es dir geht, was dir Sorgen macht oder dich glücklich macht, was dich traurig werden lässt, hilflos oder wütend. Such so lange, bist du jemanden gefunden hast, der dir aufmerksam zuhört und dir hilft.«

KAPITEL 10

Fragetechniken aus der systemischen Therapie

Ich fasse in diesem Kapitel einige Fragetechniken aus der systemischen Beratung und Therapie zusammen, die ich in diesem Buch genannt und mit denen ich gute Erfahrungen gemacht habe. Ich empfinde sie oft als hilfreich, im besten Falle laden sie zum Nachdenken ein, irritieren hinderliche Glaubensmuster, bringen einen neuen Blick auf das Problem, lassen Lösungen finden und machen sogar Spaß.

Zirkuläres Fragen. Das Ziel von zirkulären Fragen ist, die Gedanken und Sichtweisen anderer mit einzubeziehen. Stellen Sie sich vor, in einem Beratungsgespräch sind ein Elternpaar, ein pubertäres Kind und die Großmutter des Kindes anwesend. Ein Elternteil hat ein Suchtproblem und die Familie ist zusammengekommen, um eine Lösung dafür zu finden. Dann könnte man das Problem in die Mitte »stellen« und alle Beteiligten dazu einladen, ihre Sicht darzustellen.

Man könnte mit dem betroffenen Elternteil beginnen und fragen:

- Was vermuten Sie: Für wen ist Ihr Alkoholkonsum ein Problem? Für wen ist es das eher nicht? Wie erklären Sie sich das?
- Wie erklärt sich Ihre Partnerin/Ihr Partner Ihr Trinken? Wie Ihre Schwiegermutter, wie Ihr Kind?
- Was glauben Sie: Wie wird diese Person wohl antworten?«
- Was denkt wohl Ihre Partnerin/Ihr Partner, wie Sie über Ihr Problem denken?
- Wie schätzt Ihr Kind die Beziehung zwischen Ihnen beiden ein, wenn Sie konsumiert haben? Sieht Ihre Schwiegermutter das so ähnlich oder ganz anders?

Und ans Kind gewandt:

- Wie viel Raum nimmt deiner Meinung nach das Suchtproblem in eurer Familie ein?
- Wann, glaubst du, wird es größer?
- Was müsste aus deiner Sicht passieren, dass die Sucht gehen kann?
- Denkst du, deine Eltern würden das auch so sehen?

Zirkuläres Fragen denkt die beteiligten Personen immer mit. Es stellt Vermutungen an, es macht das Angebot, eine Außenperspektive einzunehmen und auf die Familie oder das soziale System zu schauen. Es gibt einen Einblick in die Beziehungskonstellationen innerhalb des Systems, es zeigt, wie Beziehungen von den Beteiligten definiert werden und es vervielfacht den Blick auf das Problem und mögliche Lösungen.

Fragen nach Ausnahmen. Diese Fragen richten ihren Fokus weg vom Problem und hin zu den Ausnahmen, für die Momente und Situationen, in denen das Problem nicht auftritt. Durch diese Fragen verlässt man die Problemtrance hin zu einem ausgewogeneren Blick, auf das Phänomen. Einmal angenommen, ein Problem schafft es nicht, 24 Stunden am Tag anwesend zu sein bzw. eine durchgehend starke Intensität aufrechtzuerhalten. Dann lohnt sich der Blick auf die Ausnahmen vom Problem und was in dieser Zeit anders gemacht wurde:

- Wann tritt das Problem nicht auf?
- Wie oft/wo/wann ist das Problem nicht aufgetreten?
- Bei welcher Person tritt das Problem nicht auf?
- Wann schrumpft das Problem? Wie erklären Sie sich das? Was haben Sie oder andere in dieser Zeit anders gemacht?
- Wie haben Sie es geschafft, dass das Problem an diesem Tag / in dieser Zeit / an diesem Ort nicht zu Ihnen gekommen ist?

Fragen nach dem Stattdessen. Wir sind es gewohnt, bei der Suche nach einer Antwort zu betonen, was wir nicht mehr oder weniger machen wollen. Wir antworten z. B.: »Ich will weniger Rauchen«, »Ich möchte mich weniger streiten«, »Ich will mich nicht mehr so gehen lassen«.

Mit einem »nicht« oder »weniger« bleibt der Fokus auf dem Problem und geht nicht in einen Lösungsgedanken. Daher wird nach dem Stattdessen gefragt:

- Wenn Sie nicht mehr Rauchen werden, was werden Sie dann stattdessen tun?
- Wenn Sie sich nicht mehr mit Ihren Ängsten beschäftigen werden, worauf werden Sie dann stattdessen Ihre Aufmerksamkeit legen?
- Ich habe verstanden, dass Sie nicht mehr abwertend über sich denken wollen. Wie möchten Sie denn in Zukunft stattdessen von sich denken?

Ressourcenfragen. Ressourcenfragen erinnern uns an all die vorhandenen Fähigkeiten und Kompetenzen, die wir in uns tragen und die uns manchmal bei der Schwere des Problems so weit weg erscheinen. Um mit diesen Ressourcen wieder in Kontakt zu kommen und sie nutzbar zu machen, können folgende Fragen helfen:

- Was darf sich durch die Therapie nicht ändern? Was möchten Sie in Ihrem Leben so beibehalten, wie es ist?
- Was ist Ihnen in den letzten Tagen gut gelungen? Was müssten Sie tun, um mehr davon zu machen?
- Wenn Sie erzählen, Sie haben seit dem letzten Gespräch anstelle von täglich sechs Bier nur noch zwei getrunken, wie haben Sie das geschafft?

Wunderfrage. Bei der Wunderfrage soll sich die Person vorstellen, dass das Problem über Nacht verschwunden ist. Wunderfragen helfen, den Blick auf die Lösung des Problems zu lenken und bei sich Ressourcen und Stärken zu erkennen. Außerdem erzeugen sie eine positive Stimmung.

- Einmal angenommen, Ihr Problem wäre über Nacht fort, weil eine Fee vorbeigekommen ist und Sie im Schlaf geküsst hat. Woran werden Sie am Morgen, wenn Sie aufwachen, als Erstes bemerken, dass ein Wunder mit Ihnen passiert ist?

- Was würden Sie am Morgen als Erstes anders machen? Was danach?
- Wer würde als Erstes bemerken, dass mit Ihnen ein Wunder geschehen ist? Wer wäre davon am meisten überrascht?
- Mit der Wunderfrage kann man auch erfahren, warum das Problem bestehen bleibt:
- Was würden Sie am meisten vermissen, wenn Ihr Problem verschwunden ist?

Copingfragen. Copingfragen gehen auf die Suche nach bisherigen oder gegenwärtigen Bewältigungsstrategien und laden ein, sich diese bewusst zu machen und gezielt anzuwenden.

- Wie sind Sie durch Ihre letzte Krise hindurchgekommen? Was hat Ihnen damals geholfen? Wie können Sie das für Ihr jetziges Problem nutzen?
- Wie haben Sie es bisher geschafft, trotz Ihres Problems Ihren Alltag zu bewältigen?
- Wie ist es ihnen gelungen, trotz der Wut, die Sie in sich hatten, so ruhig und besonnen zu bleiben?

Paradoxe Fragen. Diese Fragen geben Auskunft darüber, wie man das Problem aufrechterhält. Außerdem wirken diese Fragen oft so verstörend, dass sie animieren, das Problem aus einer anderen Richtung zu betrachten.

- Was müssten Sie tun, um auf keinen Fall mit dem Drogenkonsum aufzuhören?
- Einmal angenommen, Sie möchten Ihr Problem noch eine Weile erhalten, was wäre gut dafür zu tun? Was sollten Sie lassen?
- Mit welchen Menschen sollten Sie sich umgeben, wenn das Problem weiter bestehen soll? Welche sollten Sie meiden?
- Was können andere dafür tun, dass Ihr Problem bei Ihnen bleibt? Was kann ich als Therapeutin dafür tun?
- Einmal angenommen, Sie möchten noch unglücklicher sein als jetzt, was könnten Sie dafür tun?

Skalierungsfragen. Diese Fragen dienen besonders gut dazu, subjektive Wahrnehmungen messbar zu machen, sich selbst oder das Problem einzuschätzen und Unterschiede zwischen dem Ist-Zustand und dem Zustand, der erreicht werden soll, zu verdeutlichen. Zum Beispiel könnte man die Frage zur inneren Zuversicht folgendermaßen stellen:

- Auf einer Skala von 1 bis 10: Wie optimistisch sind Sie, Ihr Problem lösen zu können? Die 10 bedeutet dabei, dass Sie sehr optimistisch sind und auf jeden Fall eine Lösung finden werden, die 1 meint, dass es für Sie überhaupt nicht vorstellbar ist, das Problem zu lösen.«
- (Wenn die Antwort z. B. 3 ist:) »Was macht die 3 aus? Was ist der Unterschied zur 2? Woran würden Sie erkennen, dass Sie auf dem Weg zur 4 sind? Was wäre anders, wenn Sie auf der 4 wären? Was wäre ein erster guter Schritt dorthin?

Zukunftsfragen. Die Fragen, die in die Zukunft gerichtet sind, stellen die Lösung als bereits erreicht dar. Es wird also so getan, als sei das Problem in der Zukunft schon überwunden, und man schaut rückblickend, wie das gelungen ist. Diese Fragen sind oft hilfreich, wenn das Gegenüber wie gefangen in einer Problemtrance verbleibt und dort nicht herauskommen kann.

- Einmal angenommen, wir würden uns in genau einem Jahr wiedersehen und Sie würden mir erzählen, dass Ihr Problem gelöst sei. Wie haben Sie das geschafft? Welche Schritte haben Sie dafür unternommen?
- Wann haben Sie den ersten Schritt gewagt?
- Welche Schwierigkeiten sind Ihnen begegnet und wie haben Sie diese überwunden?

Wenn ein als problematisch bezeichnetes Verhalten bleibt, obwohl viel unternommen wurde, eine Lösung dafür zu finden, könnte es wichtige Gründe geben, warum das Verhalten bzw. das Problem noch bleiben sollte. Auch dafür kann man in die Zukunft fragen:

- Was glauben Sie: Wie lange wäre es gut, Ihr Problem noch zu behalten?
- Wann wäre es noch zu früh, es gehen zu lassen?
- Wofür könnte es gut sein, das Problem ab und an noch einmal einzuladen?

KAPITEL 11

»Schönes Scheitern«

Als ich mein Manuskript zu diesem Buch Freund*innen und Kolleg*innen zum Lesen gab, kam die Rückmeldung, dass meine Geschichten so klängen, als seien die Klient*innen sehr reflektiert und einsichtig und die Beratungsprozesse würden alle so einen positiven Verlauf haben. Und sie schlugen mir vor, doch auch aufzuschreiben, was so richtig mies gelaufen sei und wo ich als Beraterin an meinen Kompetenzen geknabbert hätte.

Das mache ich natürlich gern und schreibe ein paar Anekdoten auf, denn auch das Scheitern gehört in der Beratung und Therapie dazu. Beim Aufschreiben musste ich manchmal über mich schmunzeln, manchmal machte mich die Erinnerung traurig, dann musste ich darüber nachdenken, wie ich ähnlichen Situationen heute anders begegne, weil ich daraus gelernt habe, und manchmal empfand ich Demut vor den Grenzen der Arbeit.

Anekdote 1: 80-jährige Mütter. Eine 80-jährige Frau rief mich in der Beratungsstelle an und machte mich in einem vorwurfsvollen Tonfall am Telefon zur Schnecke, was ungefähr so ablief:

Sie: »Mein Sohn ist bei Ihnen jetzt seit einem Jahr in Beratung und er trinkt immer noch. Was machen Sie da eigentlich?«

Ich: »Äh, guten Tag, Sie sind wer?«

Sie: »Ich bin die Mutter von Herrn X., er steht jetzt übrigens hinter mir und hört mit. Er kam gerade von Ihnen und erzählte, er sei nach dem Gespräch erstmal zu Netto gegangen und hätte sich einen Flachmann geholt. Was machen Sie denn da für eine Beratung, wenn mein Sohn sich danach betrinkt? Sie sollen ihn doch davon wegbringen.«

Ich: »Könnte ich vielleicht ...«

Sie: »Nein, Sie können nicht, jetzt hören Sie mir mal zu. Es muss doch wohl etwas geben, dass er damit aufhört. Er sagt, Sie geben ihm gar keine Ratschläge, sondern fragen ihn immer nur aus. Damit kann er nichts anfangen. Er braucht ganz klare Anweisungen.«

Ich: »Darf ich …?«

Sie: »Unterbrechen Sie mich nicht schon wieder. Sie können es wohl nicht aushalten, wenn man Sie kritisiert. Also machen Sie endlich was. Ich werde nicht jünger und kann nicht ewig auf ihn aufpassen. Ich gebe Sie jetzt weiter an meinen Sohn. (Und an ihren 55-jährigen Sohn gewandt:) Hier, jetzt rede du mit ihr. Du bist schließlich alt genug.«

Ich: »Guten Tag Herr X. Wollen wir beim nächsten Gespräch darüber reden und nicht jetzt am Telefon?«

Er kam nicht mehr in die Beratung und seitdem fürchte ich 80-jährige Mütter am Telefon.

Anekdote 2: Die Krise mit der Krise. Eine Klientin kam nach einem Jahr Therapie zu mir und meinte: »Ich will eine andere Therapie, eine, die wirklich mal hilft, eine, die besser ist als Ihre. Wissen Sie nicht jemanden, zu dem ich gehen kann?« Diese Frau hielt mich ständig auf Trab. Sie war immer in einer Krise, mal in einer Beziehungskrise, die in suizidale Gedanken überging, dann war der Expartner »ein Idiot«, das Geld auf dem Konto war in der Mitte des Monats alle, die Sachbearbeiterin auf dem Amt unkooperativ oder es näherte sich ein ungünstiger Feiertag wie Weihnachten, Ostern, Geburtstag, Todestag, Familienfeier. Also all das, was man selbst auch kennen mag, aber bei ihr kam es geballt innerhalb weniger Tage. Dann folgten starker Drogenkonsum, Aggressivität, Selbstverletzungen, Abstürze, Versagensängste und langsames Sich-wieder-Aufrichten, meistens gepaart mit Einweisung in die Psychiatrie. Dieser Rhythmus spielte sich in Sechs-Wochen-Abständen ab. Ich entwickelte Therapiepläne, sehnte mich nach kontinuierlichem Arbeiten, versuchte, mit ihr Ziele zu definieren … Das waren alles gute Ansätze, aber bei ihr nicht umsetzbar. Sie löste bei mir immer wieder das Gefühl aus, als Therapeutin total inkompetent zu sein. Sie schaffte es, dass ich mein therapeutisches Wissen als ungenügend empfand. Ich war gestresst. Um dem etwas entgegenzuhalten, meldete ich mich bei diversen Weiterbildungen an.

In einer dieser Weiterbildungen erzählte die Dozentin, dass in der

Arbeit mit komplex traumatisierten Menschen bei den Therapeut*innen bzw. Beratenden sehr häufig das Gefühl auftrete, nichts zu können, und man ständig auf der Suche nach der richtigen, wirklich helfenden Therapiemethode für die Klient*innen sei, die man bestimmt in der nächsten Weiterbildung finden würde. Oder, so meinte sie weiter, man sehne sich danach, doch lieber im Bäckerladen gegenüber zu arbeiten. Da hätte man dann endlich mal einen zufriedenstellenden Berufsalltag.

Ich war der Dozentin unendlich dankbar und entspannte sofort. Ich wollte zwar nicht im Bäckerladen arbeiten, aber die Idee, U-Bahnfahrerin zu werden und mit niemandem reden oder Probleme lösen zu müssen, fand ich auch schon öfter sehr verführerisch.

Also lernte ich bei der Klientin zu improvisieren, ich ließ mich darauf ein, auf das neugierig zu sein und zu reagieren, was sie mitbrachte, und nicht immer nur mich in Frage zu stellen. Ich verstand, dass für diese Klientin die Krisen ihren Alltag seit Jahren bestimmten. Ich übte mich darin, ihr zu vertrauen, dass sie auch weiterhin am Leben blieb und dieses mit ihren Fähigkeiten bestmöglich weiter gestalten würde. Ob ich hilfreich für sie war, weiß ich nicht. Ich bin bei ihr geblieben und habe sie in ihren Krisen begleitet. Vielleicht war das das Eigentliche, was ich tun konnte.

Anekdote 3: Begegnungen auf dem Gemeindefest. Wenn man im ländlichen Raum arbeitet und wohnt, begegnet man unweigerlich Klient*innen auf Gemeindefesten oder beim Einkaufen. Für mich ist das jedes Mal die absolute Überforderung. Die Klient*innen wissen von mir, dass ich sie von mir aus nicht einfach so grüßen würde, weil ich nicht weiß, ob sie das möchten. Wer will schon gerne auf einem Fest erklären, dass man gerade von seiner Suchtberaterin gegrüßt wurde.

Aber einige Klient*innen kamen auf solchen Festen auf mich und meine Familie zu und sagten fröhlich »Guten Tag«. Was ja wirklich nett gemeint war. Nur ich kam in Schwierigkeiten, weil meine damals noch jüngeren Kinder neugierig schauten, wen ich denn da so kannte, und die Frage auf den Lippen hatten, wer denn das sei. Meine Befürchtungen waren, dass wenn ich ihnen erklären würde, dass ich mein Gegenüber von meiner Arbeitsstelle her kenne, sie zurückfragen könnten, ob er oder sie denn zu viel trinken würde. Das haben die beiden zwar nie gemacht, aber die pure Möglichkeit dessen blockierte meinen Kopf.

Also versuchte ich mich in Smalltalk, um die neugierigen Fragen meiner Kinder, wer das denn sei, zu verhindern. Im Smalltalk bin ich sowieso ziemlich schlecht und weiß nie so recht, was ich sagen soll. Also plapperte ich irgendwas Blödes über das Fest oder das Wetter und war sehr verkrampft dabei. Die Klient*innen gingen dann meist etwas verdutzt weiter und erklärten mir beim nächsten Gespräch, dass ich ganz komisch war und sie auf dem Fest gar nicht weiter mit mir reden, sondern mir einfach nur einen schönen Tag wünschen wollten.

Anekdote 4: Das Spiel um Fragen und Antworten. Mit einer 18-jährigen Klientin kam ich im Frauenwohnprojekt nur sehr schwer in Kontakt. Sie schwieg, sobald sie meinen Raum betrat, oder gab sehr ausweichende Antworten. Unsere Treffen waren äußerst zäh. Außerhalb des Therapieraums war sie dagegen ganz aktiv und kommunikativ. Alle meine Fragen, was sie denn brauche, um mit mir ins Gespräch zu kommen, halfen nicht. Auch mein Angebot, mit ihr draußen spazieren zu gehen, lehnte sie ab. Wir brauchten eine Idee. Sie schlug dann irgendwann vor, dass wir ja zusammen »Mensch ärgere dich nicht« spielen könnten. Also spielten wir. Sobald das Spiel vorbei war, packte sie die Figuren zusammen und verließ den Raum. So ging das über einige Wochen. Dann machte ich mit ihr einen Deal: Wenn ich gewänne, dürfte ich ihr drei Fragen stellen, auf die sie mir etwas ausführlichere Antworten geben würde. Wenn sie die Siegerin sein sollte, würde alles wie bisher bleiben. Wir spielten, wir hatten sogar immer wieder Spaß miteinander, und wenn ich gewann, hielt sie sich an ihr Versprechen und versuchte, Antworten zu geben. Sonst nicht. Da war sie konsequent. Das zog sich bestimmt über sechs Monate. Sie war meine Lehrmeisterin in Geduld. Nachdem sie ein Praktikum in einem Hotel angenommen hatte und dort leider übergriffige Erfahrungen mit ihrem Vorgesetzten machen musste, verschloss sie sich mir und den Betreuerinnen gegenüber erneut. Wir kamen nicht mehr an sie heran und sie verließ eines Tages das Frauenprojekt, ohne sich von uns zu verabschieden. Was aus ihr wurde und wo sie untergekommen war, erfuhren wir nicht mehr.

Diese abrupten Abbrüche hängen mir immer nach. Es fehlt etwas. Es fühlt sich nicht rund an. Es bleibt die Sorge, was aus der Person geworden ist. Fragen, ob sie in Sicherheit oder hoffentlich noch am Leben ist, bleiben offen. Wenn ich mich mit jemandem vertraut gemacht habe, braucht es auch einen Abschied, um die- oder denjenigen wieder gehen lassen zu können. Wenn ich »Mensch ärgere Dich nicht« spiele, denke ich an sie und schicke ihr Grüße.

Anekdote 5: Was bleibt. Während meiner Therapieausbildung wendete ich natürlich diverse Methoden zeitnah mit meinen Klient*innen an. Ich fragte sie immer, ob sie damit einverstanden seien, etwas mit mir auszuprobieren. Die meisten hatten nichts dagegen und waren neugierig darauf. So konnte ich verschiedene Fragetechniken testen, Aufstellungen mit Figuren ausprobieren, mit Genogrammen und Lebensläufen arbeiten, ließ sie sich im Raum bewegen, imaginierte mit ihnen zusammen Problemmonster und machte Entspannungsübungen. Ich war sehr engagiert. Doch wenn ich diese Klient*innen zum Ende einer gelungenen Beratungszeit fragte, was Ihnen geholfen habe, meinten sie zu mir: »Das war einfach gut, regelmäßig hierherkommen zu können und jemanden zum Reden zu haben.« Und als ich insistierte, welche Methode sie denn als besonders hilfreich in Erinnerung hätten, kam ein langes Nachdenken. Und dann so etwas wie: »Ich kann mich gar nicht mehr so richtig erinnern. Wir haben ja einiges hier gemacht, aber konkret wüsste ich da jetzt nichts.«

Zum Schluss

Liebe Lesende, vielen Dank, dass Sie sich die Zeit genommen haben, mich in meinen Beratungs- bzw. Therapiegesprächen zu besuchen und mir bei der Arbeit über die Schulter zu schauen. Ich frage mich, was das Lesen in diesem Buch bei Ihnen bewirkt haben könnte.

Einmal angenommen, Sie hätten, nachdem Sie einen bestimmten Absatz oder ein Kapitel gelesen haben, eine kleine Veränderung an sich wahrgenommen, die in der Arbeit mit Ihren Klient*innen spürbar sein würde? Woran könnten Sie es merken? Was macht den Unterschied zu vorher aus? Und was vermuten Sie, woran Ihre Klient*innen diesen feinen Unterschied bemerken?

Was hat es bei Ihnen bewirkt, mehr über den Zusammenhang von Trauer und Sucht zu erfahren? Was war neu für Sie? Würden Sie sich trauen, die Trauer jetzt öfter in die Beratung oder Therapie einzuladen?

Falls sich etwas an Ihrer inneren Haltung verändert haben sollte, nachdem Sie das Kapitel über Frauen im Kontext von Trauma und Sucht gelesen haben, was könnte das sein? Gehen Sie anders als vorher in die Gespräche mit suchterkranken Frauen?

Bei welcher Methode haben Sie sofort Lust bekommen, sie auszuprobieren, und haben sie auch ausprobiert? Welche neuen Erfahrungen haben Sie dadurch gemacht?

Und wenn Sie dieses Buch als Zugehörige gelesen haben – weil es Ihnen so wichtig ist, mehr zu erfahren, wie sie hilfreich für diesen Menschen sein können, der Ihnen sehr am Herzen liegt und um den sie sich sorgen – wie ist es Ihnen ergangen? Was wirkt bei Ihnen nach? Und einmal angenommen, die Angst und der Zweifel haben sich etwas zurückgezogen, wie ist Ihnen das gelungen? Und falls der Mut und die Zuversicht vorbeischauen sollten, woran würden Sie es als Erstes bemerken?

Falls Sie, liebe Professionelle und Zugehörige, selbst süchtiges Verhalten bei sich kennen, was hat der systemische Blick auf die Suchterkrankung bei Ihnen bewirkt? Was war neu für Sie? Einmal angenommen, etwas von dem, was Sie gelesen haben, könnte hilfreich für Sie sein: Was wäre das? Wie ging es Ihnen damit, die Trauer mit einzuladen und Ihrer Botschaft zuzuhören? Haben sich vielleicht auch die Schuldgedanken verändert? Wo spürten Sie Ihre Würde deutlich hervortreten? Wie ging es Ihnen dabei, mehr über die Auswirkung von Traumata zu lesen? Gelingt es Ihnen jetzt vielleicht sogar leichter, sich (oder die jüngeren inneren Anteile) zu beruhigen und sich Trost zu geben? Und all diese Erfahrungen an sich selbst in Ihren Begegnungen mit Ihren Klient*innen oder Ihrem süchtigen Angehörigen nutzbar zu machen?

Liebe Lesende, ich wünsche Ihnen, dass dieses Buch bei Ihnen nachklingen und feine Veränderungen anstoßen darf. Das würde mich freuen.

Literaturverzeichnis

Berg, I. K., & Miller, S. D. (2018). Kurzzeittherapie bei Alkoholproblemen – ein lösungsorientierter Ansatz. Heidelberg: Carl Auer.

Bundesinstitut für Arzneimittel und Medizinprodukte (BfArM) (o. J.). Internationale statistische Klassifikation der Krankheiten und verwandter Gesundheitsprobleme. 10. Revision. German Modification. Version 2024. https://klassifikationen.bfarm.de/icd-10-gm/kode-suche/htmlgm2024/index.htm

Bundeszentrale für gesundheitliche Aufklärung (BZgA) (o. J.). Alkoholismus. Wenn es nicht mehr ohne Alkohol geht. https://www.kenn-dein-limit.de/alkoholkonsum/alkoholismus/

Caritas (2019). Wann spricht man von Sucht? https://www.caritas.de/beitraege/wann-spricht-man-von-sucht/166905/

Caspers, R. (2020). Wenn Papa jetzt tot ist, muss er dann sterben? Köln: Bastei Lübbe.

Dilling, H., Mombour, W., & Schmidt, M. H. (2015). ICD-10. Internationale Klassifikation psychischer Störungen. Bern: Hogrefe.

Hantke, L., & Görgis, H. J. (o. J.). Downloads – Übungen und Traumainfos. (Homepage). https://institut-berlin.de/downloads/uebungen/

Hantke, L., & Görgis H. J. (2012). Handbuch Traumakompetenz: Basiswissen für Therapie, Beratung und Pädagogik. Paderborn: Junfermann.

Kaléko, M. (1945/2017). Momento. Auf der Internetseite von S. von Siebenthal: https://denkzeiten.com/2017/12/24/mascha-kaleko-memento/

Kast, V. (2015). Trauern. Freiburg: Kreuz.

Kübler-Ross, E. (2018). Interviews mit Sterbenden. Freiburg: Herder.

Kumbier, D. (2013). Das innere Team in der Psychotherapie. Stuttgart: Klett-Cotta.

Levine, P. A. (2014). Sprache ohne Worte. München: Kösel.

Lisiak, J. (2024). Trauerrituale – in neuer Form verbunden. Paderborn: Junfermann.

Lieb, C. (2009). Kurzintervention bei Patienten mit Alkoholproblemen – Ein Beratungsleitfaden für die ärztliche Praxis. Köln: Bundeszentrale für gesundheitliche Aufklärung (BZgA).

Mücke, K. (2007). Hilf dir selbst und werde, was du bist. Potsdam: Ökosysteme Verlag.

Onnasch, K., & Gast, U. (2024). Trauern mit Leib und Seele. Stuttgart: Klett-Cotta.

Paul, C. (2015, 24. März). Mit Trauer leben (Interview bei Hope TV). https://hopetv.de/sendungen/gesund/mit-trauer-leben

Paul, C. (2010). Schuld – Macht – Sinn. Arbeitsbuch für die Begleitung von Schuldfragen im Trauerprozess. Gütersloh: Gütersloher Verlagshaus.

Paul, C. (2018). Ich lebe mit meiner Trauer. Gütersloh: Gütersloher Verlagshaus.

Pünte, K. (2022). Co-Abhängigkeit: Was ist das? systeme 1/22, 87–92.

Reddemann, L. (2022). Imagination als heilsame Kraft. Stuttgart: Klett-Cotta.

Reddemann, L., & Dehner-Rau, C. (2020). Trauma – verstehen, bearbeiten, überwinden. Stuttgart: Trias-Verlag.

Rost, W.-D. (o. J.). Psychodynamische Psychotherapie der Sucht (Vortragsskript, Vortrag an verschiedenen Orten gehalten). https://www.sucht-und-psychoanalyse.de/pages/artikel-und-vortraege-w.d.-rost/02-psychodynamische-psychotherapie-der-sucht.php

Schmidt, G. (2013). Liebesaffäre zwischen Problem und Lösung. Hypnosystemisches Arbeiten in schwierigen Kontexten. Heidelberg: Carl Auer.

Schwartz, R. C. (2024). Das System der Inneren Familie. Einführung in die IFS-Therapie – Ein Weg zu mehr Selbstführung (erweiterte Neuausgabe). Kösel.

Schwartz, R. C., & Sweezy, M. (2024). Systemische Therapie mit der inneren Familie. Stuttgart: Klett-Cotta.

Simpson, T. L., & Miller, W. R. (2002). Concomitance between childhood sexual and physical abuse and substance use problems: A review. Clinical Psychology Review, 22(1), 27–77.

van der Kolk, B. (2015). Verkörperter Schrecken – Traumaspuren in Gehirn, Geist und Körper und wie man sie heilen kann. Lichtenau: G. P. Probst.

Voigt, D. (2022). Ängste, Panik, Sorgen. Heidelberg: Carl Auer.

Vogt, J., Fritz, J., & Kuplewatzky, N. (2015). Frauen, Sucht und Gewalt: Chancen und Risiken bei der Suche nach Hilfen und Veränderungen. gFFZ Online-Publikation.

Walter, M. (2012). Sucht und Narzissmus. In S. S. Grimmer (Hrsg.), Narzissmus (S. 159–173). Stuttgart: Kohlhammer.

Anhang: Zum Weiterlesen und Weiterhören

Liebe Lesende, wenn Sie bei der Lektüre dieses Buchs neugierig geworden sind und mehr Informationen rund um Sucht, Trauer oder traumasensibles Arbeiten wünschen, dann können Ihnen folgende Links weiterhelfen.

Suchtberatungsstellen

In Deutschland gibt es über 1300 offizielle Suchtberatungsstellen. Die Beratungen sind kostenlos und auf Wunsch anonym. Die Suchtberatungsstellen unterstützen bei Suchtproblemen – egal ob es sich um stoffgebundene Süchte (wie Alkohol, Cannabis oder Amphetamine), um nicht stoffgebundene Süchte (wie Glücksspiel, pathologisches Gaming oder Kaufsucht) oder um Essstörungen handelt. Sie bieten Einzel- und Gruppenberatungsgespräche an, helfen bei Vermittlung und Kostenübernahme für suchtspezifische Einrichtungen und Kliniken, geben Auskünfte über Selbsthilfegruppen und stellen auf Wunsch Kontakt zu weiteren Anlaufstellen, wie Schuldnerberatung, Sozialberatung oder dem Jugendamt her. Die Mitarbeitenden der Suchtberatungsstelle unterliegen der Schweigepflicht. Das bedeutet, dass keine Informationen, die Hilfesuchende von sich preisgeben, nach außen getragen werden dürfen.

www.dhs.de/suchthilfe/suchtberatung

Suchthilfesystem

Wenn Sie weitere Informationen über das Suchthilfesystem erfahren wollen, Sie Suchtberatungsstellen, Selbsthilfegruppen, Suchttherapieeinrichtungen oder betreute Wohnformen in Ihrer Nähe suchen oder

Informationsmaterialien über Abhängigkeitserkrankungen erhalten möchten, können sie auf der Internetseite der Deutschen Hauptstelle für Suchtfragen e. V. nachschauen.

www.dhs.de

Abhängigkeit und Substanzgebrauchsstörung

Auf der Seite »Kenn dein Limit« der Bundeszentrale für gesundheitliche Aufklärung (BZgA) können Sie sich über die Wirkungsweisen bzw. Risiken verschiedener Substanzen informieren, es werden nicht stoffgebundene Süchte vorgestellt, auf Essstörungen eingegangen und Begriffe wie Toleranzentwicklung und Entzugssymptome erklärt. Außerdem können Sie hier einen Wissenstest bzw. einen Selbsttest wagen.

www.kenn-dein-limit.de

Promillerechner

Wenn ich eine Flasche Bier à 0,5 Liter trinke, habe ich einen Wert von 0,46 Promille. Mein Körper baut 0,1 Promille in einer Stunde ab, das heißt, in fünf Stunden bin ich wieder nüchtern. Zum Vergleich: Ein 50-jähriger Mann, 80 Kilo schwer und 1,80 Meter groß, hätte bei 0,5 Liter Bier einen Promillewert von 0,35. Auch er würde 0,1 Promille in einer Stunde abbauen und wäre nach vier Stunden wieder nüchtern. Hätten Sie das gedacht? Der Promillewert berechnet sich mit Hilfe des Geschlechts, Alter, Körpergröße, Gewicht und Alkoholgehalts und Menge des Getränkes. Unter diesem Link können Sie Ihren Promillewert leicht ausrechnen lassen: www.bussgeldkatalog.org/promillerechner/

Online-Beratungsangebote für Kinder und Jugendliche

Die Bundeszentrale für gesundheitliche Aufklärung (BZgA) spricht auf folgenden Internetseiten Kinder und Jugendliche an, deren Eltern süchtig Alkohol trinken:

www.kenn-dein-limit.de/alkoholkonsum/jugendliche-und-alkohol/wenn-eltern-trinken
www.beratung4kids.de
www.u25-deutschland.de

Beratungsangebote für von Gewalt betroffene Menschen

- BIG Hotline, Tel.: 030 6110300; Krisentelefon und Chatberatung für von häuslicher Gewalt betroffener Menschen: www.big-hotline.de
- Frauenhauskoordinierung e. V., Schutzangebot für Frauen und ihre Kinder: www.frauenhauskoordinierung.de
- Hilfetelefon bei Gewalt gegen Frauen, Tel.: 116016, vom Bundesamt für Familie und Zivilgesellschaftliche Aufgaben: www.hilfetelefon.de
- Weißer Ring e. V.; Internationale Hilfsorganisation für Opfer von Kriminalität: www.weisser-ring.de

Podcasts und Videos zu Trauerbegleitung

- Podcast von Antje Muth, Trauerbegleiterin und systemische Beraterin zur Trauerbegleitung von Kindern: https://www.antje-muth.de/trauerbegleitung – »Was macht eigentlich eine Trauerbegleiterin?«
- Podcast von Susann Brückner und Caroline Kraft »endlich. Wir reden über den Tod«: https://www.podcast.de/podcast/921280/endlich-wir-reden-ueber-den-tod
- Podcast auf radioeins (rbb) über Leben und Tod mit Eric Wrede »The End«: https://www.radioeins.de/archiv/podcast/the_end.html
- Kurzfilme über das Sterben, Abschiednehmen, Beerdigen, über Trauern und Erinnern: https://sarggeschichten.de/

Weiterführende Internetseiten

- Chris Paul, Trauerbegleiterin: https://chrispaul.de/chris-paul-2/#videos
- Dr. Wibke Voigt, Fachklinik St. Vitus, Fachtag 2013: https://www.alida.de/fileadmin/redakteure/Suchterkrankungen/dokumente/Fachkrankenhaus_Hansenbarg/Fachtag_2013/Vortrag_Wie_Visionen_und_innere_Bilder_zur_Rueckfallpraevention_beitragen_Frau_Dr._Voigt.pdf
- Deutsche Hauptstelle für Suchtfragen e. V. (DHS): https://www.dhs.de/
- Broschüre zu Alkoholsucht von der DHS: https://www.dhs.de/fileadmin/user_upload/pdf/Broschueren/AllesOKmitAlkohol.pdf
- Broschüre »Frauen, Sucht und Gewalt«: https://www.gffz.de/fileadmin/user_upload/Forschungsberichte/gffz_Forschungsbericht_Vogt_FrauenSuchtGewalt.pdf

- Marc Walter, Publikation »Narzissmus und Sucht«: https://www.researchgate.net/publication/235677828_Sucht_und_Narzissmus
- Wolf-Detlef Rost, Vortrag zu »Psychodynamische Psychotherapie der Sucht«: https://www.sucht-und-psychoanalyse.de/pages/artikel-und-vortraege-w.d.-rost/02-psychodynamische-psychotherapie-der-sucht.php
- Duden: https://www.duden.de/rechtschreibung/Sucht
- Institut Berlin, Übungen zu traumakompetentes Arbeiten: https://institut-berlin.de/uebungen/
- Institut Berlin, Downloads zu traumakompetentes Arbeiten: https://institut-berlin.de/wp-content/uploads/Ein-fürsorglicher-Planet.pdf
- Bundeszentrale für gesundheitliche Aufklärung (BZgA): https://www.kenn-dein-limit.de
- Mascha Kaleko: https://www.maschakaleko.com/memento
- Universität Regensburg: https://www.uni-regensburg.de/universitaet/arbeitskreis-sucht/was-ist-sucht-/index.html
- Bundeszentrale für gesundheitliche Aufklärung (BZgA): https://www.kenn-dein-limit.info/familie-beziehungen/wenn-eltern-trinken/
- Beratung4Kids, Onlineberatungsstelle für Jugendliche und junge Erwachsene: https://www.beratung4kids.de/forum/200027/familie.html
- U25, Online-Suizidprävention für unter 25jährige: https://www.u25-deutschland.de/